U0301728

华 南 师 范 大 学 心 理 学 院
华南师范大学心理咨询研究中心　组编

家庭抗疫
心♥理
自助指南

主　编
莫　雷　何先友

副主编
刘学兰　范　方　苏斌原

编　者　（按姓氏拼音排序）
陈彩琦　　陈　俊　　陈筱洁　　黄喜珊
蒋雅丽　　林　玛　　罗品超　　田丽丽
王　靖　　王　玲　　王增建　　叶苑秀
攸佳宁　　曾保春　　钟明天　　祝　菡

华中科技大学出版社
http://www.hustp.com
中国·武汉

图书在版编目 (CIP) 数据

　　家庭抗疫心理自助指南 / 莫雷，何先友主编；华南师范大学心理学院，华南师范大学心理咨询研究中心组编 .-- 武汉：华中科技大学出版社，2020.4（2021.11重印）

　　ISBN 978-7-5680-6078-3

　　Ⅰ.①家… Ⅱ.①莫… ②何… ③华… ④华…Ⅲ.① 日冕形病毒－病毒病－肺炎－心理疏导－指南 Ⅳ.① R395.6 － 62

　　中国版本图书馆 CIP 数据核字 (2020) 第 104324 号

家庭抗疫心理自助指南
Jiating Kangyi Xinli Zizhu Zhinan

华南师范大学心理学院　　　组 编
华南师范大学心理咨询研究中心

莫　雷　何先友　主 编

责任编辑：李文星

装帧设计：原色设计

责任校对：刘　竣

责任监印：周治超

出版发行：华中科技大学出版社（中国·武汉）

电　　话：（027）81321913

地　　址：武汉市东湖新技术开发区华工科技园

邮　　编：430223

录　　排：原色设计

印　　刷：湖北新华印务有限公司

开　　本：880mm×1230mm　1/32

印　　张：5.375　　插页：2

字　　数：85 千字

版　　次：2021 年 11 月第 1 版第 2 次印刷

定　　价：29.80 元

内容提要

本书由中国著名心理学家、国家级教学名师、华南师范大学心理学院莫雷教授，广东省"珠江学者"特聘教授、华南师范大学心理学院何先友院长联合主编。编写团队由心理学领域积极参与抗疫心理援助工作的一线骨干教师组成。

本书的编写遵循专业性、科学性、实用性的原则，力求做到理论与实际相结合，解决疫情影响下家庭心理问题和促进家庭积极成长相结合。全书立足于心理学的相关理论，从疫情影响下不同群体的心理变化、家庭生活的变化与心理调适、家庭不同成员的心理调适、家庭对特定问题的应对、家庭的对外关系调适几大方面进行深入阐述，形成了比较完整的体系，提出了专业的心理自助方法和调适策略。这些方法和策略不仅有助于解决家庭当下的心理问题，也有助于家庭未来的积极成长，有助于疫后的心理重建。全书文字通俗易懂，配图小林漫画幽默而感人，具有可读性。

本书适合疫情影响下千千万万个普通家庭阅读，也可供广大的心理学工作者和心理学爱好者参考。

序

家庭抗疫，共克时艰

　　自新型冠状病毒肺炎（简称"新冠肺炎"）疫情暴发以来，全国上下万众一心，在以习近平同志为核心的党中央坚强领导下，中国人民正在进行一场防控疫情的阻击战。切断疫情传播途径，严防疫情蔓延，是打好这场战役的关键。

　　从防控疫情的角度，可以将全国所有人员分为学生、从业人员与（非从业）居家人员三大类人群，将他们固定的集合地分为学校、单位与家庭三大类型单元。由于疫情暴发正值春节假期，在这个特殊的时刻，家庭势必成为防控疫情的基本阵地，切断疫情传播途径、遏制疫情蔓延的关键场所。主要原因有以下三点：

　　第一，当前防控疫情期间，家庭的覆盖面最广。疫情蔓延时，正值寒假，学生成为居家人员，由于学校延期开学，学生作为居家人员将持续较长的时间；从业人员春节休假在家，很多单位延期复工，也造成从业人员大量居家的状况；再加上原来的居家人员，家庭成为覆盖面最大的载体。

第二，当前防控疫情期间，家庭对所覆盖的人员具有最直接的管理责任。在放假期间，学校对学生的管理责任基本上转交给家庭。即使恢复正常上班的单位，它对员工的防控管理责任主要是在上班期间，在下班时段是难以顾及的，因此家庭成为对防控最具有管理权力的载体。

第三，从防控疫情的主要职责来看，家庭是履行防控疫情职责的最佳载体。家庭作为防控疫情的基本单元，主要工作是"攘外安内"："攘外"就是要切断与外界疫源的接触，防止病源侵入；"安内"就是要稳定人心，制定规则，选择适合防控疫情的行为。家庭可以对所有人员的大多数时段（除了目前从业人员的上班时段之外）承担这种管理职责。

为了守住家庭这个阵地，所有家庭成员必须调整心态，形成共识，明确责任，遵守规则，在防控期间无事不出门，出门务必采取各种防护措施，拒病毒于家门之外。这是对自己负责，对家庭负责，也是对国家负责。

家长有重要责任，你们是一家之主，一家的主心骨，在这场防控疫情的战役中，是家庭阵地的最高指挥官。你们的责任意识、观点态度、对疫情防控知识的掌握，都会对家庭抗疫起决定性的作用。请你们立即行动起来，调整好心态，领导家庭成员构建好家庭抗疫堡垒。

家庭老人有重要责任，你们见多识广，人生经验丰富，当务之急是要尽快调整好心态，了解防控知识，利用自己的经验，为家庭防控出谋划策，并带头执行家庭规则，为子孙带好头。

家庭子女有重要责任，你们当中绝大多数还是学生，需要配合好父母，坚守家中，不仅要自己做好防护，还要主动监督其他家庭成员，使其做好防护，因为你们的监督更容易被大人接受，特别是高年级的学生。你们还要帮助家长准确理解防控知识，提出更有效的家庭防控措施。

面对突如其来的疫情，每个家庭都不可避免地卷入其中，深受影响，家庭成员在疫情中和疫情后有可能产生各种心理困扰。这些心理困扰如果不及时解决，不仅会影响到家庭的和睦，而且会影响到家庭抗疫的力量和疫后重建的信心。为了守好家庭这个防控疫情的基本阵地和战斗堡垒，华南师范大学心理学专家组织编写了这本具有专业性和实用性的《家庭抗疫心理自助指南》，为当前疫情下各个家庭构建和谐家庭关系提供心理上的指导。

让我们以健康积极的心态，携手共度艰难时光，共同迎接抗疫胜利！

莫雷

2020 年 2 月于广州

前言

自新冠肺炎疫情暴发以来，华南师范大学心理学院迅速响应抗疫要求，联合校心理咨询研究中心、广东省心理学会心理咨询与治疗专业委员会，组织高校的心理学专家、中小学的心理教师以及学生志愿者，面向社会提供"心晴热线"电话咨询及网络心理辅导服务。"心晴热线"自2020年1月29日开通以来，至2月19日，已累计有2207名求助者通过电话或微信端求助，累计有7150名求助者接受在线心理健康症状评估，其中143例有迫切需求的求助者接受了一对一的电话心理咨询，854例进行了微信端心理辅导。在此，致敬所有参与此项工作的老师和同学们，希望我们的辛勤付出能换取广大民众的"心晴"！

疫情发生正值春节，正是全家团聚之时，

所有的家庭都因为这场疫情而受到影响。有的家庭因有家人感染或隔离而陷入焦虑，有的家庭因有家人奋战在抗疫一线而陷入忙乱，有的家庭因封路封城不能团聚……这些情绪问题和心理困扰如果得不到及时解决，将会极大地影响家庭抗疫的效果，影响家庭未来的幸福。目前，家庭已经成为防控疫情的基本阵地，成为切断疫情传播途径、遏制疫情蔓延的关键场所。如果家庭不能"安心"，不能守住，则抗疫难以获取全胜。因此，我们组织编写了这本《家庭抗疫心理自助指南》，是希望让所有的家庭得到专业有效的心理指导，以健康的心态共克时艰，以积极的心态进行疫后重建。

本书由华南师范大学心理学院、心理咨询研究中心的老师们共同编写，编写者都参与了"心晴热线"和网络心理服务的相关工作。本书的编写遵循专业性、科学性、实用性的原则，从疫情影响下不同群体的心理变化、家庭生活的变化与心理调适、家庭不同成员的心理调适、家庭对特定问题的应对、家庭的对外关系调适几大方面进行深入阐述，力求做到理论与实际相结合，解决家庭当下问题和促进家庭长远成长相结合。

本书在撰写与出版过程中，得到了华中科

技大学出版社领导和编辑的大力支持，在此深表感谢。在编写过程中，我们参考了国内外的相关文献、研究成果和图片资料，在此谨向原作者们致以诚挚谢意。特别感谢"小林漫画"的创作者林帝浣老师给予的无私帮助和大力支持！林老师广受欢迎、独具特色的漫画作品，为本书增色不少。

由于能力与水平所限，书中难免有疏漏和不当之处，恳请同行专家和读者朋友们不吝指正。

目 录

Contents

第一章 疫情影响下不同群体的心理变化

重大事件会给人的心理造成巨大的冲击和影响。新冠肺炎疫情来势凶猛，让人猝不及防，加上病毒的危害性较大、传染性强，对身处其中的每一个人来说都是一个很大的威胁。自然而然地，它也导致了人们的心理变化。不同的群体往往有不同的生活阅历和思维方式，在社会中也扮演着不同的社会角色，因此，在面对疫情时，会表现出不同的心理变化。

一、面对疫情常见的身心反应

面对危及生命的灾难时，我们可能会出现一些与平常不一样的心理、行为反应，严重者还会因此寝食难安，不能正常地生活和工作，部分人还会出现冒冷汗、心悸、呕吐等生理不适的症状。下面我们列举一些与疫情有关的最为常见的身心反应。

 1. 情绪反应

♡ **1）焦虑**

焦虑是疫情中最常出现的情绪反应。焦虑是预期到某种可怕的、可能会给自己带来威胁的事物或情境即将来临，但又感到无法预防和制止时，所产生的紧张、不安、忧虑等情绪体验。

适度的焦虑是必要的，但过度的焦虑就会使人注意力难以集中，记忆力下降，烦躁，易怒；同时还可能出现失眠、食欲减退、坐立不安、肌肉紧张，以及植物性神经功能紊乱的症状，如心跳加快、呼吸急促、心悸心慌、多汗等。

现在大部分人已经认识到新冠肺炎疫情的严重性，并响应国家和政府号召居家工作、生活和学习。然而由于长时间无法外出，部分人迫切想要回归正常生活，因而产生焦虑情绪。也有一部分人在居家等待复工期间，由于疫情导致复工一再延期，会逐渐产生不安感和压力感，尤其是面临较大经济压力或重要的工作任务尚未完成时，与之相关的焦虑会逐渐加剧。

恐惧是一种遇到灾难时惊慌害怕、惶惶不安的情绪反应，此时人们没有信心和能力战胜危险，想要回避或逃跑。过度或持久的恐惧会对人的身心产生不利影响。

在新冠肺炎疫情期间，很多人因自己或者家人的健康受到威胁而产生恐慌、担忧、害怕等情绪。有些人会觉得自己难以保障自身和家人的健康，出现"看谁都像是病毒携带者""外面都是病毒，出去会死"等极端想法，从而安全感下降，担心、恐惧等情绪增加。此外，与疫情相关的负面信息的过度输入也可能加重人们的这种恐惧情绪，导致难以入睡或失眠等更严重的问题。

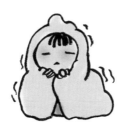

被窝之外皆危险

小林漫画

♡ 3）抑郁

抑郁是一种感到无力应对外界压力而产生的心境持久低落的情绪状态，常伴有悲观、痛苦、羞愧、自卑、孤独、无助等消极情绪体验，以及躯体不适和睡眠障碍等外部症状，严重者会有悲观厌世的想法。长期的抑郁情绪会严重影响学习、工作和生活，还可能导致抑郁性神经症。

疫情期间，有些人会感到情绪低落，出现孤独、无助、悲伤等情绪，并且对周围的一切都提不起兴趣，也难以感到愉悦，就连平时最喜欢的电视剧和电影也很难吸引自己，甚至与家人交流也会感到十分疲惫，每天精神不振，很难集中注意力。

♡ 4）愤怒

愤怒是由于主体愿望的实现受客观事物的阻碍所产生的激烈的情绪反应。愤怒不仅有损自己的身心健康，而且容易引发不理智的冲动行为和攻击行为。

根据"挫折－攻击模型"，面对来势凶猛的疫情和人人自危的压力情境，人们会产生愤怒情绪。此时，人们容易对社交媒体上的一些"戾气"较重的信息更为关注，也更容易受其影响，产生不满、愤怒等情绪反应。但疫情下最需要做的并不是把矛头指向谁，向谁发泄愤怒，而是要保持自己情绪稳定，以"不信谣、不传谣"的心态，理性关注疫情现况。

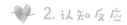

2. 认知反应

认知因素在应激过程中起着至关重要的作用。网络、电视等媒体每天传播大量疫情信息，大众在快速获取疫情信息的同时，也有可能因为信息过载而出现不良认知反应。另外，一些与疫情相关的"贩卖焦虑"的文章也容易造成人们认知冲突，引发不合理信念。

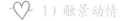

1）触景动情

高应激状态下，适量的危机信息能激发人们的共情反应，即产生同理心。但是，由于媒体每天发布大量与疫情相关的信息，信息过载可能引发人们产生认知偏差，觉得生活危险、生命脆弱。有些人可能还会因为疫情下自己什么忙也帮不上，产生内疚自责和无能为力感，无法安心过好自己的生活，甚至无法忍受他人进行正常的娱乐活动。

♡ 2）逃避现实

疫情危机给人们的生活带来了持续的压力，当人们觉得压力超过自身的应对能力的时候，通常会产生不知所措的感觉。与此同时，人们内心深处强烈的求生本能也被激活，人们很想做些什么来改变现状。这两股强大但矛盾的力量产生对抗。有些人可能会在这种情况下产生逃避现实的想法，像鸵鸟一样把头埋进沙里，不愿面对。

♡ 3）思维紊乱

持续的信息过载或逃避会影响人们的思维和记忆，如思维缓慢、注意力不集中、记忆力下降等。有人还会表现出精神反刍（像部分草食性动物消化食物那样反复咀嚼），反复思考与疫情相关的问题，如疫情发生的原因、病毒如何传播、何为有效治疗药物等。甚至有人会用"灾难性思维"看待疫情，产生"糟糕至极"的想法。

♡ 4）神经紧绷

当前，人们尚未完全了解新型冠状病毒，在疫情蔓延尚未终止的境况下，有些人，尤其是在疫情下坚守工作岗位或即将复工的人员，可能会终日担忧不已，高度警觉，感觉到处都充斥着病毒。有些人会出现格外关注家里和工作场所的卫生状况、对自己及周围人员的身体反应极度敏感、时刻关注媒体报道等神经高度紧绷的状态。

3. 行为反应

随着情绪和认知的改变，人们的外在行为也会发生改变，这是机体为了缓冲应激带来的影响，摆脱身心紧张状态而采取的应对行为。疫情下人们的常见行为反应有：

1）强迫行为

由于现代网络的发达和信息传播的便捷，疫情带来的压力使得个体忍不住去做某些事情，以此来消除自身的不确定感和不安全感，如反复上网查看疫情进展的消息，反复比对报道描述的症状与自己身体状况是否一致，反复测量体温或频繁洗手，不断喷洒消毒液或用酒精消毒，不停地检查口罩的佩戴等。

2）回避行为

适当且必要的回避行为能够有效地保障个体安全。但是出于对病毒和疫情的恐惧，有的人可能会过于回避一些信息或者场景，如不敢乘电梯，不敢跟外人说话，不敢看任何关于疫情的信息等。

3) 物质依赖

为了减少焦虑或分散转移对压力源的关注，人们可能会比以往更加频繁地吸烟、饮酒、吃零食，甚至滥用精神类处方药，借此缓解焦虑心理。

4) 生活异常

随着疫情的发展，大量人群被迫居家隔离，通常会出现生活懒散、作息紊乱、失眠梦魇、暴饮暴食、刻意节食等现象。同时，机体活动大量减少，沉迷于看电视、打游戏、反复刷朋友圈、不断转发各种疫情相关消息等。此外，抢购口罩、酒精、84消毒液等"热门产品"的现象广泛存在。

5) 人际关系和社交异常

由疫情引发的日常生活和心理上的各种变化，加之人们长时间待在相对狭小的空间里，导致家庭内接触交流日益增多、家庭外社交活动减少，人们可能会变得易躁易怒，平时隐藏的家庭矛盾浮出水面，引发家人间的抱怨、争吵等。有些人则可能在疫情下变得与人疏离，拒绝与他人来往。

疫情压力的持续也会使人们出现一些平常没有的身体反应。疫情下人们的常见身体反应有：

1）无明确原因的疼痛问题

肚子、头部、肩颈腰背等部位，会因为压力和情绪的影响出现无明确原因（如没有外伤、没有生理疾病）的疼痛。

2）消化系统问题

巨大的压力和不良的情绪，加上长期在家，活动范围受限，部分人群会出现食欲不振、腹胀、腹泻、便秘等问题。

3）神经系统和内分泌系统问题

巨大的压力会影响有机体的神经系统和内分泌系统，部分人群会出现胸闷、出汗、肌肉紧张、发抖发冷、轻微气短、尿频等，有些人则会出现心慌、心悸等状况。

4）睡眠问题

疫情期间，由于精神紧张或未合理安排作息，有些人会出现睡眠问题，如难以入睡、睡眠浅易醒、失眠多梦、早醒等。

需要注意的是，了解以上疫情下人们可能

出现的各项反应，并不是让公众对号入座，而是想让人们认识到，这些感受都是我们在突发状况下的正常反应，我们每个人在这时候或多或少地都有一些反应，相信这些反应会随着时间的推移而慢慢消退。这些反应的出现并不说明我们的大脑或身体出现了问题，不必因此过于紧张害怕从而引发或导致身心状态的恶性循环。当然，我们对这些反应要有科学理性的认识，关注自己和家人的身心状况。

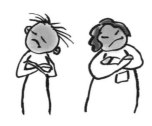

一定要答应我
控制好自己情绪
吵翻了可没得离家出走

二、职业群体的心理变化

职场人员既是经济建设和社会发展的主力军，同时也是每个家庭的主心骨，承担的责任重大，肩负的使命艰巨，面临着很大的压力。职场人员平时工作繁忙，早出晚归，好不容易盼到一个春节长假，想着应该可以好好休息调整一下了，却不曾想一场重大疫情的到来，看似把他们困在家中，让他们可以尽情休息，实际上却给他们造成了很大的麻烦，使他们产生了不小的心理困扰。

职业群体一般来说，年龄适中，受教育程度高，社会阅历丰富，在家庭中扮演了多重角色。正因如此，在疫情影响下，职业群体心理会产生复杂多样的变化。

 1. 角色转换带来的不适

职场人员虽说是社会发展的主力军，是家庭的核心骨干，但说到底他们也是人，普普通通的人，在面对疫情时，他们也会和其他所有人一样，感到焦虑、恐慌，担心自己会感染上病毒。长时间宅在家中，活动范围受限，不能出去购物、看电影，也无法出去工作，生活单调，一家人特别是夫妻间大眼瞪小眼，你看我、我看你，让很多职场人员感到不适，容易情绪低落，甚至变得暴躁、易怒。

　　职场人员作为家里的顶梁柱，大多承担着挣钱养家的重任，疫情的到来会对这一角色产生很大的心理冲击。2020年伊始，新冠肺炎疫情就开始蔓延了，到目前为止，对疫情的防控仍处于紧张状态，不仅国家、政府承受着很大的压力，一些家庭也同样经受着不小的经济压力。一些家庭的经济状况并不好，甚至有的家庭背负着贷款或需要交房租，在延期复工的情况下既要保证基本生活的支出，还要按时还款或交租，这对不少职场人员来说无疑有很大的压力。他们盼望着疫情快点过去，早日回到工作岗位，缓解经济压力。

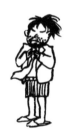

再不复工
公司就发现
没我也能运转
说不定运转得更好

❤ 3.对家人安全的担忧

职场人员一般来说属于适中的年龄段，上有老、下有小，不仅一家老小的吃喝拉撒要操心，安全保障也要负责。疫情当前，谁也无法做到完全免疫。职场人员不仅要关注自身的安全，也要时刻惦记着全家人的安全。他们会通过各种途径来获得权威、全面的信息以缓解紧张焦虑的情绪。然而面对铺天盖地的信息，他们又无法甄别出有用的东西，甚至无法做出能说服自己的判断，易出现认知能力下降、神情麻木、情绪倦怠等状况，往往会产生无力感，对未来生活感到迷茫。

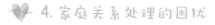

❤ 4.家庭关系处理的困扰

一个平时风平浪静、运转良好的家庭，老人居家做家务，职场人员外出工作挣钱，孩子在校读书学习，各司其职，在疫情来临时，这幅美好的画面可能遭到破坏。由于年龄差别，经历的时代不一样，见识和观点也存在差异，在对疫情的认识和防控方面，职场人员容易与家中老人产生"代沟"，出现分歧。另一方面，由于无法外出活动及工作，职场人员也很容易把关注焦点长时间放在孩子身上，孩子的一些不足和缺点容易被放大，这样亲子冲突也出现了。家庭中千丝万缕的关系，在疫情下容易出现的一些冲突，都考验着习惯了在外拼搏的职场人员。

 ## 三、中小学生群体的心理变化

中小学生群体的年龄大多居于 6 岁至 18 岁之间，思维水平正处于由具体形象思维向抽象逻辑思维转变的过渡阶段，对事物的认识逐渐由浅入深、由表及里；社会经验、人生阅历在不断地积累丰富，对事物的理解接受能力也在逐步提高。但总体而言，他们的认知水平、情绪反应水平和行为控制能力仍在逐渐完善的过程中。在当前的重大疫情下，中小学生的生活受到了较大的影响，心理各个方面也发生了很大的变化。

 ### 1.认知效能下降

在当前疫情影响下，中小学生的认知范围缩窄，听到的、看到的大都是与疫情有关的信息，加上他们的分析判断能力较弱，极易在众多的疫情信息中迷失自我，导致他们的注意力、记忆力下降，继而影响到他们的学习效果。另一方面，突如其来的新冠肺炎疫情对中小学生的世界观、价值观和人生观产生一定的冲击。他们会过分夸大自然的力量、贬低人的能动性，可能会因此变得消极、悲观。当然，当前的疫情也有可能让他们怀有敬畏之心，以后能够更加善待自然界。

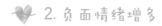

2. 负面情绪增多

这一代中小学生从出生以来，顺风顺水，社会安定，没有经历过重大疫情，距离本次疫情最近的重大疫情——非典疫情，距今差不多有17年了，他们只能从书本上或父母老师的口中看到或听到相关信息。但这次疫情就发生在此时此刻此地，自然也就很容易让他们出现诸如焦虑、担心、恐慌、无助、困惑甚至愤怒等负面情绪。如果他们的父母又是一个敏感而焦虑的人，经常在家里谈论疫情并表现出悲观无助的情绪，更加会导致他们的安全感降低，对当前和未来的生活没有信心。

小学生因对疫情的认知不足，其情绪反应最容易受到家中成人的影响。若家中成人对待疫情情绪反应和起伏较大，小学生会出现焦虑、莫名烦躁、易怒、脆弱等情绪反应。

中学生对疫情的认知与成人的认知差别不是很大，通常会有自己的理解和判断，表现出与成人相似的情绪反应。

　　特别要注意的是，处在升学阶段的孩子，因受到疫情的影响，学校延迟开学，孩子因为担心影响升学，可能会出现压力感陡增、过度焦虑和惶恐、迷茫无助等情绪。目前，根据"停课不停学"的工作部署，全国各地学校陆续推出了线上课堂。尽管线上学习是解决现阶段学习问题的有效应急措施，但对中小学生的学业还是有一定影响的，尤其对今年要参加中考、高考的学生来说，影响更大，他们也更加焦虑和担心。

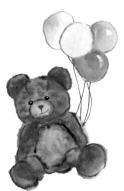

无需抱怨
可以抱我

相信在这次寒假开始之际，每一个中小学生心中都有一个寒假规划，但是寒假才过几天，全国范围内的疫情警报越来越响，寒假规划也就只能是规划，无法落地实现了。由于疫情的影响，天生好动、喜欢外出玩耍的学生们只能宅在家中，抱怨、烦躁却没有发泄目标，变得易冲动和易发火。如果此时父母对他们有一些严格的管教，他们极易产生对抗父母的言行，导致亲子冲突。没有父母安排的亲戚串门，也没有自己安排的与同伴外出玩耍，他们很容易在家中睡懒觉、玩游戏和长时间地看电视，既影响家庭关系，也影响学业。

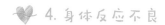

❤ 4.身体反应不良

在父母口中被称为"神兽"的中小学生们，在疫情蔓延的寒假里，是真的被困在笼子里了。他们望着窗外却无法出去，他们在网络中与伙伴们聊着天却无法见面，他们在漫无边际的疫情信息中纠结着但无法做出理性判断。在这种对当前生活状况无奈不满、对未来疫情发展无助不安的影响下，中小学生群体容易出现坐立不安、食欲下降、睡眠质量差、易做噩梦等身体不良反应。加上中小学生缺乏户外活动，长时间地学习或看电视，有可能会出现消化不好、全身乏力、头晕头疼、呼吸急促等症状，这也会加重他们对疫情的恐惧。

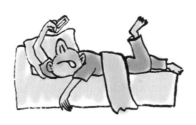

不要总是闷在房间里
偶尔也要去外面的
客厅、厨房、厕所走走

 四、大学生群体的心理变化

　　大学生知识丰富，思维活跃，学习能力强，接收信息迅速，对社会问题非常关注，但社会阅历不足。面对突如其来的疫情以及由疫情引发的各种社会问题，大学生在认知、情绪、行为上都会产生各种变化，这些变化既有积极的方面，也有消极的方面。

💙 1.积极关注分享，认知存有偏差

当今是信息社会，电视机、电脑、手机不分昼夜地向每个人传递着有关疫情的各类信息，这里面就包含着坏消息，也就是我们通常所说的负面消息。对于此类负面消息，如果接收者处理不当，就会出现抑郁、焦虑、愤怒等负面情绪，甚至造成传染等次生伤害。

"认知偏差"一直与个体相伴，无论你我。人们在知觉自身、他人或外部环境时，由于各种原因会导致认知出现失真的现象。例如，"我从没得过传染病，不会有事的"就是代表性的偏差。当某件事或某个结果更常见时，它更容易被人们记起，也更容易受到人们的关注和重视，大学生也是如此。

在此次疫情期间，年青大学生主要通过微博、微信公众号、知乎等获得信息，阅读者同时是评价者、传播者。信息的叠加、重复的曝光，令读者对信息的信任度陡增，表现为对疫情的数据变化、病症等的记忆更深，情绪起伏、行为冲动。当然，所有人群都存在"乐观偏差"，

也就是在事件发生概率相同的条件下，人们倾向于认为坏事不会轮到自己。

♥ 2. 乐于主动宣泄，情绪控制欠周

随着手机的普及，大学生通过各种平台，如微信公众号、微博等获取大量关于疫情进展的消息、心理应对的知识，阅读与互动成为大学生主动出击、积极宣泄的主要而有效的途径。最近有一个笑话在朋友圈广为流传：终于等到了"睡在家里就是为国家做贡献，这样的机会不多，且睡且珍惜"。为了做好防护工作，疫情期间，人们基本上都选择少出门，不聚集，长时间、被动地待在封闭空间，从而产生了压抑感；时间一长，很多负面情绪（无助、焦虑、抑郁等情绪）就会不断蔓延。一些大学生心理调节能力较差，很容易出现暴躁情绪，与家人的矛盾或冲突陡增，更有一些学生沉迷网络游戏和疯狂追剧。

♥ 3. 投身居家公益，行动更需扶持

以华南师范大学"心晴热线"为例，自2020年1月29日开通以来，近200位研究生、本科生投身于公益服务，居家学习、抱团成长。在心理学院和心理咨询研究中心专家的系统指

导下,他们接受网络培训,聆听网课,快速成长,自助亦助人。通过热线服务,他们坚定了信念,强化了专业能力,锻炼了品格。作为培养人才的高等院校,华南师范大学承担着立德树人的职责,必须妥善组织、充分引导、主动扶持,促进大学生的全面发展。

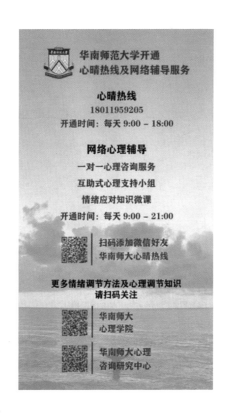

4. 积极投入学习，担忧学业、就业

疫情期间，大学生们以"读"攻"毒"！"停课不停学，开学不返校"对于所有人来说都是第一次。各级政府和教育管理部门，包括笔者所在的学校，提供了大量的在线学习平台、公共学习资源、网上课程系统，如学习强国、国图公开课、中国大学MOOC、网易云课堂、智慧树、超星尔雅、中国知网、人卫慕课、好大学在线、学银在线、中国高校外语慕课平台等。绝大多数同学都积极投入，制订学习计划，读书讨论、写论文，适应居家学习，建立新型的学习模式。但也有一部分学生出现焦虑心理。低年级大学生，对自己信心不足，自主学习能力欠缺，造成心理压力过大。而毕业班同学则担忧研究生复试、就业问题，在华南师范大学"心晴热线"辅导平台上，接到此类咨询电话已有10余个。

五、居家群体的心理变化

当前的疫情牵动了全国人民的心。面对疫情，不但需要医疗技术和资源、井然有序的资源调度和应急管理，也需要我们每个人都有积极的心理状态，以迎接当前的挑战。作为居家人员，我们需要防控的不仅仅是病毒，还有可能是随之而来的心理障碍和行为异常。

❤ 1.关注社会增多，心理资本渐长

居家群体平时主要待在家中，如全职主妇、家中老人等，与社会的联系没有职场人员或大学生那么多，对社会问题和社会现象的关注度可能也没有那么高。但这次疫情使每一个人、每个家庭都卷入其中，居家群体的目光也开始比以前更多地转向社会。以前不怎么看社会新闻的，现在可能天天看；以前并不关心科研成果的，现在可能也会了解一下科学家们在研究什么；以前不怎么关心网络教育的，现在可能

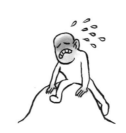

以前那些你以为过不去的坎
慢慢你会发现
那都是因为你腿短

也会思考孩子通过网络学习有什么优劣……对社会问题的大量关注，短时间内可能会让居家群体产生很多困惑和情绪困扰，但从长远来看，也能让他们的心理资本得以发展。

居家群体在关注社会的过程中，收到的信息大量增加，如果不能理性对待，可能产生"过度解读"，造成认知偏差。哈佛大学心理学系教授Daniel Gilbert做了一项涉及2000多人的数据研究，发现很多人在解决问题的时候，有46.7%的时间想的都是跟解决问题无关的一些事情。换句话说，不是这件事情让他们担忧，而是他们因这件事情所产生的想法让他们担忧。我们经常说"你让我不开心"，其实并不是因为这个人让你不开心，而是这个人做的事情给你造成了伤害，让你不开心。疫情也是一样的，不是这个病毒本身，而是这个病毒造成的其他的影响，比如无法按时复工、生活物资不够充裕等，让我们担忧。

也正是居家战"疫"，令居家群体的心理资本得以强大。心理资本是指个体在成长和发展过程中表现出来的一种积极心理状态，是促进个人成长的心理资源。它包括乐观、希望、自我效能和韧性四个要素，分别表示对现在与未来的成功进行积极的归因；对目标锲而不舍，为取得成功在必要时能调整实现目标的途径；面对充满挑战性的任务时，有信心并能付出必要的努力来收获成功；身处逆境和被问题困扰时，能坚持和努力以取得成功。心理学家认为，这四个要素是与状态相关的积极心理力量，具有可变性和可开发性。

2. 社交模式改变，居家调控增强

疫情期间，我们足不出户，手机、电脑等是我们与外界沟通的工具。很多从业人员利用网络进行居家办公。年纪稍长的，向家中的年轻人学习，拿起手机处理各项事务。因此，有学者预言，疫情过后网络购物、电子支付、在线学习、网络社交将会快速发展。

面对可能的危险，人类学会了更多的应对技能，同时会有更多的负面情绪，也更容易先关注到负面消息。如果我们同时发现了树上的果子和草丛中的一只老虎，我们一定是先关注老虎而不是果子，因为老虎对我们的威胁很大，如果不跑，有可能就没命了。心理学家 Roy Baumeister 把它叫作"负面偏差"，坏印象比好印象更容易形成，坏情绪比好情绪更容易产生。这也是疫情期间居家人员正常的情绪反应。

3. "失去"与"获得"并存，应激潜能深挖

　　每一次的"失去"，也都是一个"获得"的机会。今年元宵节当天，我在朋友圈看到一位朋友写道："以后不再抱怨塞车了，因为那才是国泰民安的样子。"没有失去，我们不会觉得很多东西需要珍惜。

　　疫情比自然灾难更不可预测，没有清晰的最低点，充满着"不确定性"。它对居家人员的控制感产生很大威胁，造成了更一般意义上的失控。疫情期间难免的死伤、工作人员的疏漏、不同群体冲突、负面人性的展露，甚至人生计划和命运受到影响，让人们产生困惑，这种影响在疫情结束后较长一段时间持续存在。

　　据微信公众号"南山呼吸"报道，中青年人群与老年人群对疾病防范知识的了解、防范的主动性等均有显著的不同，如表1所示。

 表1　不同年龄人群对于新冠肺炎的防范特点

项目	中青年人群	老年人群
对疾病防范知识的了解	多渠道，更新快	渠道少，信息相对封闭，易导致认知及防范不足
防范主动性	灵活主动	常依赖他人
免疫力	正常	下降
合并慢性基础疾病	较少	较多
临床表现	相对典型，易发现	欠典型，易忽略或被掩盖
危重症病例	相对少见	较多见

同一屋檐之下，既有欢声笑语，也免不了一地鸡毛。居家人员长时间待在一起，容易将隐藏的矛盾暴露出来或把矛盾放大。"12351"广东职工热线 24 小时在线服务启动后，志愿者就接到一例求助：在安排孩子的生活中，妈妈与儿子产生冲突，然后引发爸爸妈妈的肢体冲突。儿子摔门而去，不知去向；爸爸担忧儿子防护不足，没穿外衣就冲出家门；留下的是极度悔恨焦虑的妈妈……

人类在面对各种天灾人祸时，形成了一种特别重要的反应机制——应激，应激下有 4 种情绪反应是非常普遍的：恐惧、焦虑、愤怒和忧虑。忧虑和抑郁是相类似的反应，只是程度不太一样，忧虑过度就是抑郁。人类善于尝试替代性的心理体验，心理学上叫作同理心。特殊的经历，可以令我们正向的心理应激能力增强。

❤ 4. 危机应对不够及时，催生云端援助

灾难、疫情本身就属于地球上的小概率事件，因此，对于我们所有人来说，都是猝不及防的。伴随着确诊人数、死亡人数、口罩、消毒、封闭管理这些字眼，我们交织着愤怒、怨恨等情绪，在情绪失控时，我们也可能会伤及"无

辜"。"武汉""疫情来源地""湖北来的""隔离"这些本不相关的词，因为疫情而联系到了一起。由于对事情和相关群体之间缺乏认识，我们可能对某些群体进行污名化，导致对武汉人、湖北来往者产生恐惧、躲避、排斥，甚至是攻击行为。

也有少数居家人员本来就特别爱干净，常常要洗手洗很久，现在可能碰到什么东西都害怕有新型冠状病毒而洗得更频繁更久，导致双手脱皮或皲裂，严重者不敢出家门，反复检查、清洁和消毒家中物品，不敢跟人说话。

"禁足"期间，居家人员面对突如其来的生活方式的巨大改变，如麻将不能打、市场不能逛、广场舞不能跳，会产生各种心理不适，如何解决呢？电视网络、心理热线的云端服务，可以为他们提供社会支持和情感宣泄的渠道等，成为居家人员应对心理危机的有效途径。

在华南师范大学"心晴热线"中，就曾遇到这样一个案例：因为家中飞进过蝙蝠，于是反复确认、多次核实、过度检查，夜不能寐……仅仅以华南师范大学"心晴热线"为例，自2020年1月29日开通以来，受到3万余人次的关注，累计有2000余名求助者通过电话或微信端求助，7000余名求助者接受在线心理健康状况评估。由此可见，公众面对疫情突发危机，求助于专业的心理咨询平台的需求是较大的。

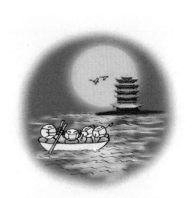

白衣战士，救死扶伤，奋战在一线！政府工作人员、交通安保人员、民生保障人员，也在各自的岗位上奋战着。"山川异域，风月同天。"友好国家与国际友人向我们伸出援助之手。正如《诗经》所言，"岂曰无衣，与子同袍"，在没有硝烟的战场，我们深深感受到了中华民族的坚韧顽强和国际社会的支持关爱。

第二章 疫情影响下家庭生活的变化与心理调适

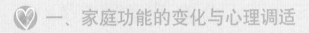

一、家庭功能的变化与心理调适

> "老师您好！以前我放假回家待的时间都很短，我在大学附近自己租了房。但现在因为疫情需要滞留家中一段时间，我要复习准备考研，但家里至今连一个独立房间都没有给我，且经常被家人使唤做各种家务。我在家里很烦躁，感觉没有一个人能够理解我。我该怎么办？"

家庭在每个人的身心发展历程中都起着十分重要的作用，面对疫情的严峻形势，家庭功能的正常发挥有助于我们顺利渡过这一难关。家庭实现其功能的过程越顺畅，家庭成员的身心健康状况就越好。反之，则容易导致家庭成员出现各种心理问题以及出现一些家庭危机。上面的例子即是因疫情带来的心理困扰。

❤ 1. 什么是家庭功能

家庭的基本功能是为家庭成员生理、心理、社会性等方面的健康发展提供一定的环境条件。为实现这一基本功能，家庭系统必须完成一系列的任务，适应并促进家庭及其成员的发展，应对和处理各种家庭突发事件。

家庭亲密度和家庭适应性对个体具有深远而持久的影响。家庭亲密度高、适应性高也就意味着家庭功能的良好发挥。若家庭亲密度高、家庭适应性高，则其家庭成员会处于一种温暖和谐的氛围中，成员之间关系更亲密，彼此之间没有束缚，经常互相支持，使其能够在当前疫情下建立更完善的心理运作方式和人际关系发展模式；相反，如果一个家庭表现出亲密度、适应性低，家庭成员缺乏亲密的情感联系，则会在新冠肺炎疫情中产生更多的消极情绪，面临更多困难。因此，我们应当让家庭成员感受到家庭的力量和支持，共同携手面对困难，解决困难，提高亲密度和适应性。

❤ 1）发挥水平的变化

家庭功能具有时间和空间的可变性，特定的生活事件，如角色转换或家庭成员死亡、分离，会影响家庭的正常生活，若家庭成员没有及时适应，则会妨碍家庭成员基本需要的满足，使家庭成员之间的关系出现问题；若家庭成员互相支持，共同面对困难，则会迅速适应新的生活，从而增强家庭功能。因此，疫情下家庭功能的发挥水平可能产生消极或者积极的变化。

比如年长的家庭成员可能由于意识不到疫情的严重性拒绝戴口罩，与年轻的家庭成员产生意见分歧从而对家庭亲密度产生负面影响。如果我们发现家庭功能产生了消极的变化，请不要过度焦虑，这是面对危机事件的正常现象。我们应当意识到家庭成员由于信息和观念差异，面对疫情的态度和方式可能会有冲突，理性看待这一现象，并且通过改变沟通方式、增加沟通时间等方法，以此来消除分歧。时刻谨记解决问题，保护家人健康才是我们的目的。

又如由于疫情的发生，家庭成员可能会因为增加了沟通频率从而提升了家庭亲密度。如果我们发现家庭功能产生了积极的变化，在疫情过去之后，我们也应当从这段经历中总结经验，继续维持良好家庭功能的发挥。

2）家庭功能重心的变化

面对疫情，家庭功能还可能发生重心的转移。

疫情未发生时，家庭的首要目标是完成各种日常任务，在完成任务的过程中，家庭及其成员得到成长，并使家庭成员之间的亲密度得到增进，维持家庭的整体性，发挥好家庭作为社会单位的各项功能。

疫情发生时，家庭的首要目标是保证每个家庭成员的身体健康，不感染新冠肺炎，也要保证每个家庭成员的心理健康，在新冠肺炎疫情的严峻现实面前保持良好的心态。

3. 家庭功能与心理调适

家庭功能可以分为任务完成、角色作用、沟通、情感表达、卷入、控制和价值观七个维度，七个维度以任务完成为核心，相互影响、相互联结。

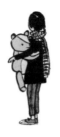

要珍惜每个对你好的人
因为他们本可以不这么做的

♡ 1）完成家庭任务

当前疫情下家庭的首要任务就是保证家庭成员的身心健康。为此，作为家庭的成员，要积极寻求解决问题的方法，及时关注有用的信息，理性看待疫情的严重性，掌握正确的防止感染措施，提醒家人做好防护工作，不到万不得已不要出门，以免增加感染风险。

♡ 2）发挥家庭成员不同角色的作用

家庭成员可利用各自的信息获取方式和擅长的内容，承担家庭抗击肺炎的不同责任，共同维护家庭成员身心健康。

♡ 3）保证家庭的良性沟通

通过沟通，避免家庭成员相信谣言和错误的信息，化解疫情期间产生的冲突和误会，解决家庭成员的疑问。

♡ 4）重视情感表达

情感表达是沟通的重要部分，家庭成员的情感表达可以阻碍或促进任务的完成。情绪是可以互相感染的，我们应当传递信心，相互鼓励，以积极的心态面对家人，面对此次疫情，为家庭其他成员提供情感支持，使家庭成员能够心态平和，有条不紊地应对疫情中出现的各种事件。如果发现家庭成员的情绪状态超过了自己帮助调整恢复的能力范围，也请及时向专业人员求助，获得心理援助。

♡ 5）家庭成员间有适度卷入和控制感、核心价值观趋同

家庭成员相互卷入的程度较深，则家庭成员的意见较容易达成一致；控制是家庭成员相互影响的过程，我们需要意识到家庭是一个系统和整体，家庭成员之间是密不可分的关系。面对疫情，除了做好个人防护，也要和家人多多沟通，积极交换想法，分享正确的方法，传递积极的感情，只有家庭成员齐心协力，互相帮助才能战胜困难。

那么，回到开头的例子中，咨询师的做法是引导该同学面对现实，以此次困扰为契机，学会与家人进行理性真诚的沟通，既争取个人

合理利益，又帮助家庭走向良性沟通，促进今后家庭功能的正常发挥。

❤ 二、家庭成员职责的变化与心理调适

每个家庭都存在分工。不同的家庭成员会扮演不同的角色，并承担着不同的家庭职能。过去的家庭，常常是"男主外、女主内"模式，但现代家庭中角色分配已很少完全基于性别，而是根据家庭的实际情况进行分工与合作。

国外的家庭系统模型中，依据家庭的职能，把家庭成员的角色分为供养者、照顾者、依附者和代言人等，转换成我们熟悉的语言，就是养家糊口者（工作挣钱为主要任务）、内务承担者（照顾老小、做饭、打扫卫生等）、享受照顾者和主要对外联络者。

一个运转良好的家庭，其特点之一就是分工恰当、职能协同。当然，这种分工与协同从来都不是自发的和顺理成章的，而是充满着矛盾与冲突，在夫妻俩都工作的家庭尤其如此。但在矛盾与冲突中，通过不断磨合，一个家庭最终会达成基本的协同，形成平衡的状态。

然而，当环境发生剧烈的改变时，这个平衡可能会被打破。比如在现阶段疫情严重的情

况下，要求大家尽量不要出门，不能聚会，也不能正常上班，于是家庭内部的责任分工可能就面临变化。比如，原来以工作挣钱为主的养家糊口者现在被要求承担更多的家庭内务，照顾老人、教育孩子，或者做饭打扫卫生；原来的主要内务承担者，现在想变成享受照顾者；而原来的主要对外联络者，可能变成天天在家里发号施令的人。这种角色和职能的变化可能导致新的矛盾与冲突，也会使得一些家庭成员产生不良情绪：烦躁、焦虑、恼怒、抱怨等。因此，在家庭成员的职责发生变化时，需要进行有效的心理调节，这样才能更好地帮助家庭达成新的平衡。

 1. 变被动为主动

环境改变导致家庭分工和职能的变化，一开始肯定是被动的。因为不能外出，也无法上班，所有家庭成员都只能待在家里，于是之前天天上班忙着挣钱养家糊口的人，不得不花时间来照顾他人并帮着做家务，也因为是"不得不"，所以在坚持了几天之后，就开始变得不耐烦，没耐心，甚至抱怨。而变被动为主动的要诀就是：怀着挑战自我的心态，积极尝试扮演新的家庭角色和承担新的家庭职责。心理学家认为，人生的重要意义之一就是挑战自我。在工作中，我们会不断地挑战自我，不断拓展自己的能力，让自己更优秀。可谁说家庭内务不是如此？实际上，照顾老人、教育孩子，甚至做可口的饭菜，都是需要学习和积累经验的。因此，对于之前大多数时候都是忙于工作的爸爸妈妈们，利用现在的机会好好挑战一下自己，看看自己在家庭内务领域里是否也有能耐，岂不美哉？

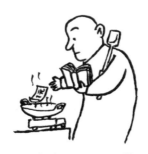

对着菜谱学炒菜
书里说要放八角
到处翻都凑不齐零钱
只好往锅里放了一元

❤ 2. 变无聊为有益

对于习惯于上班的人来说，工作、挣钱才是有意义的，做家务、带孩子等家庭内务，常常被认为没有意义。当然，大多数家长还是很重视孩子的教育，但这种重视常常体现在辅导孩子的学习上。现在孩子没有上学、没有功课，家长们就开始焦虑和烦躁。其实，孩子的教育，重要的是陪伴。以往父母白天忙于上班，甚至晚上还要加班，没多少时间来陪伴孩子，现在可以天天陪伴，难道不好吗？陪伴，包括和孩子一起读书、一起做游戏、一起聊天、一起关心时事等。如果之前亲子关系有冲突或隔阂，父母可以利用现在的机会好好和孩子交流谈心。家庭关系尤其是亲子关系融洽，是所有家庭成员努力学习和认真工作的主要支持力量。所以，陪伴孩子、陪伴家人，是很有意义的事。

❤ 3. 变抱怨为创造

在不能外出、尽量待在家里的情形下，所有的抱怨可能都会破坏家庭的气氛和导致家庭的冲突。因此，怎样在家庭这个小方舟里过得更好，就需要每一个家庭成员的创造力。如何安排和设计每天的活动、如何准备和烹饪每天的可口饭菜、如何和孩子来一次深入的沟通与交流、如何为伴侣制造一些小惊喜，等等，这些都是需要创新的。我们常说：夫妻关系需要经营，孩子教育需要用心。那么，角色的改变和职能的变化，为这种经营和用心提供了平台。

♡ 1）夫妻关系经营的小窍门：投其所好、多称赞

每个人都有自己的喜好与兴趣，每个人也都有自己的习惯和惰性。当家庭角色和职责发生变化时，原有的时间安排、活动兴趣和习惯惰性都会被打破，因此，夫妻间要了解彼此的情感诉求，给予对方一定的抱怨空间；同时，尽量创造机会满足对方的爱好与兴趣。特别是当对方有小情绪时，要多包容和迁就。另外，经常主动称赞对方，称赞是夫妻关系的润滑剂。

♡ 2）用心教育孩子的小窍门：设身处地、理解支持

儿童和青少年的成长，既是知识经验的增加，也是心智逐步的成熟。很多时候，我们家长只关注到了孩子的知识和经验，但忽视了孩子的心理与情感。比如，儿童最需要的是游戏和父母的关注，而青少年最需要的是理解其烦恼和鼓励自主管理。因此，父母可以尝试变换角色，暂时抛开作为父母角色的教导与督促职能，尝试和孩子打成一片，成为他们的朋友。唯有和孩子一起共享快乐、共克困难，才能走进他们的内心世界，那么用心的教育也就水到渠成。

家庭氛围，是指家庭成员在日常生活的相互关系中所形成的稳定的心理和行为环境。家人们在有限的空间里每天朝夕相处，各自不同的价值观及生活习惯很容易打破之前的平衡状态。在我们的心理服务热线中发现了这样的情况：学生回家与父母团聚过年，刚开始重逢的喜悦，随着相处时间增多而烟消云散，在开学日期又延迟的情况下，孩子言行被父母过度关注和放大，若再遇到控制型父母的评价和指责，矛盾和争吵在所难免。夫妻之间亦然，双方变得暴躁易怒。打进热线的求助者称："再不上班，我就要和我妈妈打起来了"；"再不出门，我们就要离婚了"。

　　实际上，以往氛围良好的家庭在此次疫情下即使产生矛盾也能很快化解，而之前本来就有矛盾、关系冷漠的家庭，如果不加以调整，就可能会雪上加霜。因此，针对疫情下家庭氛围的重塑我们有以下几点建议。

1.做更有意义的交流、接纳所有情绪

　　每天花一定时间与家人积极对话，公开谈

论自己的感受。每天和家人说话的方式是营造情感环境的一部分，要创造家人之间敞开心扉的机会，就必须选择好要说的话题，并注意表达的方式。将关注点从家人做得不好的地方，转移到如何做可以更好的方面；还可以多谈自己的感受而不是指责他人。可以说，"我试过早睡，但是平时工作忙习惯晚睡，早睡我睡不着，人会更难受"，而不是"你们要早睡就去早睡，凭什么来管我？"当发生争吵时，也不要害怕，争吵双方要牢记争吵是为了解决问题，而不是为了逞一时口舌之快，谁错谁道歉。

疫情期间，家人们难免有负面的情绪或想法，这都是正常的。接纳本身就可以帮助家人真实表达自己，多赞美和表扬家人对彼此的付出，从而缓解焦虑情绪。可以尝试召开家庭会议，让大家说出最近的烦恼，消除烦恼的同时，也能表达互相之间的关心和爱意。比如，在"心晴热线"中，我们启发求助者在家庭会议中去真正了解家人到底担心什么，为何烦躁。这才发现，也许失眠加重才是导致家人身心焦虑的首要原因，而帮助家人调整睡眠就能缓解其情绪。因此，减少指责和批评，主动承担起家庭责任，不找借口，积极给出承诺并自己先做改变。

2. 保持家里整洁

　　每天家里保持干净整齐、井然有序，能让家人们感到更加轻松愉快，这也意味着大家都有个平静的好心情。每当产生争执、情绪紧张或者产生危机感，秩序井然的家庭就是获得亲人安慰、得到亲人支持的生活港湾。"5·12"汶川地震之后，我们到安置点入户进行心理援助，慢慢我们发现，保持整洁的家庭灾后的心理复原力都很高，家庭氛围更积极。后来，我们将家庭的整洁度当作一个家庭受灾害影响程度的主观衡量指标。

　　在这段居家时期，尝试"断舍离"，将本不需要的东西逐渐清除出自己的生活。这一过程，仿佛行为治疗，强制让你离开早已习惯却不健康的方式。建议大家现在就看看抽屉里乱七八糟的杂物、每次购物带回来的袋子、商场打折买的却未使用到的物品、过期药物，当然还有很久未穿的衣服……表面上是在做家居整理，其实也是给心灵腾出空间。

3. 提升创造性和幽默感，让家变得有趣

　　有人在居家隔离期间，竟变成了艺术家。青岛的一位小哥因嗑瓜子而登上国外媒体的头条。他出神入化地将7天瓜子壳变成一只可爱

的米奇。有人还用瓜子制作出一部部动画大片，或书写《心经》，或摆成各种曼陀罗的图形。大家在家里各种自发创作时，心理焦虑也逐渐消失。

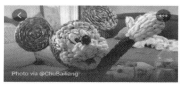

瓜子米奇

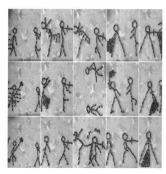

瓜子动画片

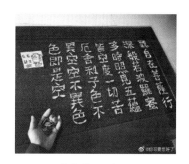

瓜子写《心经》

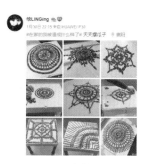

瓜子曼陀罗

心理学家荣格很注重艺术表达，他强调"我所画的轮圆似乎每天能与我当时的心境相呼应。创作曼陀罗不仅能释放情绪，跳脱旧的思考模式，还可以协助你归于中心、静心冥想，看到内心的丰富多彩"。网络上出现的各种曼陀罗创作，就是在家里让自己安静下来，回归自我内心的一种方式。

除此之外，我们也要看到幽默的力量。2020年2月3日成都发生地震，之后成都人的朋友圈活生生把午夜惊魂化解成午夜喜剧。——跑还是不跑？是先穿衣服还是先戴口罩？往哪里跑？出去算不算聚众？——友情提示：因为地震出门避险请戴好口罩，不要中了病毒的调虎离山之计。——稳住、淡定，万一跑激动了，体温升高就回不了小区了！

成都人民太南了🐱，本来都把地震知识搞忘了，最近一直在加紧学习牢记新冠知识，现在又要回忆地震的要点，同时考两科，好难🍚！

"新冠"君+"地震"君抽考成都

积极心理学的研究结论认为，幽默是一种正念视角，是一种选择。幽默的人会选择用一种适应性的、强而有力的眼光来看待这个世界。可以幽默地去表达，说明已经从惨事、倒霉事中抽离出来，并可以用自嘲眼光看待它，也把自己的压力化解开了。家人在一起可以多创造一些艺术表达和幽默时光，让家庭氛围更轻松、欢乐。

♥ 4.唤醒感恩之心

和家人长时间宅在一起尤其需要感恩之心。感恩的前提是感受到家人对自己的爱，而感受到别人的爱需要自己先把心打开，并及时表达出来。将之前简单的"谢谢"具体化到"谢谢妈妈/太太/先生/孩子为我做了……让我感到……"感恩练习中有一段"关系修复"的练习，要求你先想到一个亲人，然后写下十件值得感恩的事情。写完以后也许你会发现，一生感恩家人，光十件是远远不够的。感恩会使我们从挫折中复原，在面对困境时不至于压力过大。

在接下来的每天晚上，请留出 5 分钟时间，回想刚过去的 24 小时中想感恩的五件事。比如，感恩父母身体都还健康、感恩坚守一线的医务人员、感恩那些努力行善的普通人……或许还能和孩子一起为坚守一线的医务工作者写封感谢信。这些都能使整个家庭成员心情更舒畅、平和。

5. 用音乐与冥想稳定全家情绪

当发现家人沉浸在某些负面情绪里，可挑选一些轻柔舒缓的音乐播放，然后再听几首欢快的歌曲。这样，家人就会在音乐的旋律里化解忧郁，重获快乐。如果可能，每天午饭或晚饭后召集家人一起微闭双眼进行冥想，全身放松，专心于一个简单意念。例如，让大家想象一阵微风掠过树林；想象进入风景区去游览。这种放松状态既有助于大家彻底平静下来，也可以调节家庭氛围。

6. 用运动活跃家庭气氛

全家一起做运动是活跃家庭气氛、增进家人感情、促进身心健康的重要途径。在不能到户外运动的情况下，在家里就能进行的运动值得推广。国家体育总局发布的"大众健身18法"，18个动作分为三组，分别能缓解颈肩不适、腰部紧张、下肢紧张三种慢性劳损性问题。除此之外，老年人有时间可以学习经络拍打操、八段锦、太极拳等。年轻人可以带孩子搜索网上各大在线运动资源，参与网络打卡，互相鼓励，保持运动热情。

家庭关系存在于家庭成员之间，近年来，随着城镇化的发展，多种关系的"大家庭"已经变成了以夫妻关系、亲子关系为主的"小家庭"。

疫情下产生的心理上的恐慌、封闭管理下产生的"烦闷""失去自由"的感觉叠加在一起，家庭关系势必会发生一些变化。

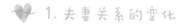

1. 夫妻关系的变化

居住小区封闭管理，打破了正常生活秩序下家务主要由某一方（大多是女性）或者是家政服务者承担的惯常模式，在买菜、洗衣、煮饭、清洁这些具体的家务分配上，会引发一些矛盾；也会因为夫妻双方在和子女每天 24 小时的密切相处中，由于教育的理念不同、对待子女问题的反应方式不同而产生一些矛盾。此外，对疫情的恐慌情绪会使得有些人本来就存在的一些心理问题更为严重地表现出来，从而影响夫妻关系。

关家里十几天了
会炒的菜都炒过一遍了
剩下的只有吵架了

2. 亲子关系的变化

在家庭关系中，由于父母对子女的成长和教育都十分重视，当前家庭关系矛盾中的核心依然是亲子关系。往年寒假孩子一般是做寒假作业、参加课外学习、运动，家长忙于自己的事情，如果时间充足，家长还会带着孩子出去旅游。此次疫情恰逢寒假，由于延迟开学，家长和孩子忽然间有了更多的时间在一起相处。生活状态的突然改变，也使得亲子关系发生了变化，亲子冲突升级。导致这一问题出现的原因有以下三点：

其一，重视子女教育的家庭里，闲在家中无事的家长们，把一切的重心都放在孩子身上。无时无刻不盯着孩子，逼着孩子学这学那，使得孩子出现一些抵触情绪，甚至反感、叛逆，亲子关系出现冲突。

其二，平时基本在外求学的子女忽然长时间待在家里，宅的时间一久，也会因与父母之间的价值观念和思想观念不同而争吵，矛盾不断产生。

其三，面对疫情，父母与子女的防控观念不一致，可能会因为一方阻碍和制止另一方的外出而发生冲突。

❤ 3. 心理调适策略

针对上述关系变化中产生的心理冲突问题，我们需要采取积极应对策略，做好心理调适。

❤ 1）调整自己的心态和日常作息，改善自身是改善关系的前提

疫情期间，不提倡频繁刷手机查看每日纷至沓来的各种信息，尤其是看到逐日攀升的确诊人数、死亡人数，见到各地纷纷启动一级应急响应机制，各地封城、封区、封村等，更是加剧了人们的恐慌感，产生焦虑情绪，从而急躁、易怒，破坏夫妻关系和亲子关系。把注意力集中到日常生活的具体事情上，如做一顿好饭菜、整理下房间、做一下卫生、看一本好书、看一部喜欢的电影、听听喜欢的音乐，把注意

力倾注到这些具体的事情上，慢慢你就会发现，自己没有那么恐慌了，没有那么焦虑了。体验当下，一种平静感会油然而生。调整好自己的作息，不要熬夜，设置每天每个时段做些什么，这样你会在不知不觉中增强自己的掌控感。自身情绪的稳定，对维护良好的家庭关系，起着重要的作用。

2）沟通产生理解，理解消除隔阂和矛盾

惯性的日常生活被打破了，很多人长期居家而产生烦躁、无聊、易怒的情绪，不愿与家人沟通。其实，无论是夫妻之间、子女与父母之间，还是其他亲人之间，最佳的心理调适策略还是沟通与交流。夫妻之间有什么不满、亲人之间有担忧、父母与子女之间有什么不理解的，都需要及时以合适的方式表达出来。同时，居家期间，建议家人们多分享和回忆各自的成长历程，分享和讨论祖国发展中的重要事件，因为在听讲故事中大家最容易达到共情和理解。许多时候，家人们因为不愿沟通、不敢沟通、不会沟通而积聚起来的矛盾、内心怨言，堆积久了就会变质，造成家庭矛盾和冲突的升级。因此，想办法及时沟通、有效沟通，是非常重要的。

疫情下的居家隔离，24小时的密切相处，有的人会不自觉地对其配偶的行为过度关注，比如刷碗的妻子看到丈夫在玩手机，心理会不平衡，总是要给对方找点事情做。配偶的行为不像自己期待的那样，会批评、指责，引发争吵。有的父母会自己盯着孩子做作业，又觉得孩子做作业不够专注，总是想方设法逼迫孩子在家学习。建议人们一定要学会给对方留出一点的"空白"，保持一定距离。

♡ 4）关注积极事例，激发情感，学会珍惜

当前新冠肺炎疫情下，有的家庭关系朝着好的方向变化：由于夫妇中某一方要赴疫区前线工作，而使感情迅速升温。例如，某医疗队出征武汉，一丈夫对着医生妻子高喊："你平安归来，我承包一年家务！"在父母与孩子告别时，许多子女会因这一特殊事件而忽然感悟到父母的重要性，表达对父母的爱。

疫情也将平时很少在家待着的父母，尤其是父亲，留在了家里，这使得许多原本缺少父亲陪伴的孩子忽然间拥有了更多的陪伴。建议大家学会珍惜，珍惜一家人待在一起的时光。

常言道，"家和万事兴"，和谐的家庭关系对于战胜疫情、战胜一切困难都是至关重要的。

♥ 五、构建好家庭阵地的策略

新冠肺炎疫情来势汹汹，我们正在进行一场疫情防控的阻击战。家庭成为防控疫情的基本阵地，成为切断疫情传播途径、遏制疫情蔓延的关键场所。每个家庭都需要调整好心态，构建好家庭阵地，为疫情防控做出贡献。

♥ 1. 构建好家庭阵地的认知策略

♡ 1）了解相关知识，消除家庭恐慌情绪

人们的恐慌往往来自对危险和陌生事物的无知。家里人可以一起学习，了解什么是新型冠状病毒，它与传统冠状病毒的区别是什么，传染方式有哪些，感染了新型冠状病毒之后我们的病理表征会有哪些，与普通的感冒发烧有何区别，以及新型冠状病毒的主要预防措施是什么。在当前疫情下，我们每一个人都是参与者，知道这些知识可以帮助我们更清楚怎么防御病毒，增加心理确定性，消除弥漫性的恐慌感。

♡ 2）提高理性认识，不做情绪"污染源"

个体处于负面情绪之中时，更容易地被负面消息所吸引，而过滤掉所能接收到的正面信息。当前，疫情消息满天飞，许多人在接收到一些疫情有关的消息后，未经核实便忧心忡忡地转给家庭成员，成为情绪"污染源"。事实上，战胜我们心理防线的有时不是所恐惧的事物本身，而是谣言造成的恐慌情绪。所以我们要提高对疫情的理性认识，及时识别谣言，拒绝谣言，保护自己的心理阵地，为家人和朋友营造健康积极的心态环境。

♡ 3）加强认知调节，支持复工的家庭成员

在疫情如此严重的时候，许多工作人员已开始复工，他们要承受着较大的感染风险。作为这些工作人员的家人，要帮助复工人员做好心理调节工作。复工别无选择，我们须学会接纳自己的处境，保护好自己，认真工作。而作为留在家里的成员，也要认识到，自己在家安心等待也是在为抗击疫情做贡献。认真生活，守护好小家庭，也是在为祖国大家庭做贡献。

♡ 1）加强家庭成员交流，寻找心理支持

　　面对疫情时，相互理解、相互支持是我们增加心理能量的最好方法。不要畏惧向家人袒露心扉，情绪在表达的同时就已经得到一定程度的缓解了。疫情阻挡了我们出行的脚步，可是却不会阻碍我们打开心灵交流的大门。在表达自己情感的时候，你会发现，大家和你一样，有着同样的体验，你并不孤独。

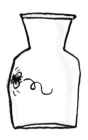

世上没有绝望的处境
只有对处境绝望的人

♡ 2）积极自我暗示，建立正向思维

　　不要被负向思维束缚了手脚。同样是被困在家中，有些人烦躁不已，认为疫情毁掉了原本的生活；有些人珍惜这个难得的机会，陪伴在亲人身边，享受温馨的亲情时光。换个角度思考问题，也许我们会看到不一样的美。进行积极的自我暗示，我们要告诉自己，我已经做好了防护，我是安全的。这些积极的自我暗示不仅可以用于自我，还可以将暗示传递给家里的每一个人，让身边充满积极的能量也有助于自我暗示的强化。

♡ 3）接纳负面情绪，发掘积极元素

人们在日常生活中都会有负面情绪，何况是在疫情暴发之时。我们没有必要去压抑我们的负面情绪，接纳才是最好的方式。就像失眠一样，我们越是想着快点睡着，越是睡不着。我们不仅要接纳负面情绪，还要学会表达负面情绪。全家在一起，谈谈自己的郁闷，我们会在表达的过程中发现自己思维当中的不合理信念，这正是一个发现问题、解决问题的好机会。

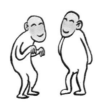

我们始终都在练习微笑
终于变成不敢哭的人

❤ 3.构建好家庭阵地的行为策略

♡ 1）坚持规律的作息

疫情的来临让很多人乱了阵脚，作息发生了很大的变化，工作学习难以正常进行，失眠和无所事事成为常态。因此，坚持规律作息成为当务之急。正常的作息不仅会增强免疫力，抵御病毒侵入，而且会使人情绪稳定，避免自我失控。

全家人最好制定作息时间表，就像往常工作学习时一样。何时起床，何时进餐，何时工作，何时休息都要有明确的时间要求。让自己恢复到有事可做的状态之中，维持正常的生活节奏，避免无所事事带来的空虚感与烦躁感。

♡ 2）发现身边的美好

疫情期间，虽然不能享受户外活动的美好，但室内活动也很精彩。我们可以制定一个娱乐清单，将以往没有时间可以在家进行的娱乐活动一一体验。比如，追一部电视剧，观看精彩赛事，制作手工艺品，看看书，上上网，做做简单的运动，种花养草陶冶情操等。

♡ 3）增强家人间的联系

此次疫情发生在中国的传统节日春节之

际，这是一个阖家欢乐的节日，是我们沟通情感的节日。我们不应让疫情疏远了我们的亲情。居家隔离期间，我们应向身边的亲人表达自己情绪上的恐慌、焦虑、紧张等负面感受，寻求亲人的陪伴与支持。同时，我们也要多去倾听亲人的所感所想，增进了解，加强情感联结。亲人的陪伴给予我们最强大的力量。

♡ 4）为孩子营造温馨安全的家庭环境

在疫情面前，不仅成人遭受影响，孩子们也要承受巨大的心理负担。孩子们无法出门玩耍，像是被禁锢了一般，常常表现出烦躁不安。不仅如此，对病毒的恐惧也在威胁着孩子们的心理健康。他们往往不清楚病毒到底是什么，只知道外面有"魔鬼"，连爸妈都畏惧的"魔鬼"。这种对未知的恐惧伤害了他们幼小的心灵，以至于出现惊吓、哭闹、过于依赖等表现，严重者还会影响到身体健康，出现失眠、免疫力下降等现象。

作为家长，要学会理解孩子的情绪，孩子的思维方式与大人不同，难免会产生不一样的想法与情绪。在包容孩子的同时，还要用孩子听得懂的语言向孩子解释这场疫情阻击战到底是怎么回事。我们可以采用画画或玩游戏的方式向孩子生动描述，告诉孩子什么是病毒，病毒如何攻击人类，人类如何防御病毒，并陪伴孩子一起做好防御工作，珍惜与孩子相处的时光，让孩子也成为一名坚强的小战士。

 ## 六、促进家庭积极成长的心理策略

家长要有意识地带领家人跳出疫情引发的思维固着和心理受限感，摆脱负面观念和负面情绪对家庭的消极影响，把家人在疫情期朝夕相处、休戚与共的时光，变成促进家庭积极成长的契机。

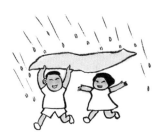

愿我们
都有能力爱自己
有余力爱别人

家庭是家人共同生活的自然聚合体，促进家庭积极成长并不需要专门对家人进行规范化的教学和训练，而是遵循"自然发起、全家参与、正面支持、随机调整"十六字诀窍，将家庭积极成长融入疫情期家庭生活的各个时段、各项家务中去。

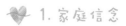

1. 家庭信念

每个家族会形成和传承自己的优良家风家规，每个家庭都有自己潜在的理想家庭信念，每个家庭成员都有自己对良好家庭信念的内在期待。家庭信念常常自然流露于生活细节，较少被正面、直接、深入地触及。突发的疫情，则让我们更容易直面家庭故事，感受家族立世哲学，萌生家国情怀，加深人生思考。具体做法如下：

1）讲述家族和家庭故事

对家人讲一讲家族的历史故事、家风家规的来历、姓氏起源和迁徙足迹、某个亲人值得称道的个人事迹、祖上的功德与荣耀等，让全家人直观地感受到家族长辈们面对困境时做出抉择的智慧、面对挫折时顽强奋斗的毅力、面对他人的求助时给予帮助的慷慨等优秀品格。

2）观看家族史题材的影视节目

与家人一起观看家族史类影视节目，在叙

事与品评中，培养家人对家族或家庭的自豪感，对人生起落、时空变迁、民族兴亡、人类命运的接纳之心。

♡ 3）翻阅老照片，回忆家庭美好时光

和家人一起翻阅家庭的老照片，回忆家庭的定格时刻，从童年趣事到人生轨迹，老照片会带来自然的叙事交流，成为家庭信念的亲切见证。

♡ 4）商议疫情相关的家庭行动和家庭愿景

一起思考可以全家参与的疫情期慈善公益活动、疫情后最想进行的家庭活动。在商议中思考个人与全家、小家与国家、家庭与社会、人类与自然的关系，引发全家人用积极的心态面向未来。

如果家长能给予正面引导，不仅能让家人的家庭信念得到升华，对家族和长辈怀有感恩之心、尊崇之情、追随之志，同时也能让长辈对晚辈建立赞赏、爱护、信任等积极的心理期待。

♥ 2. 家庭氛围

疫情让人更期待亲密、团结、和睦的家庭氛围。

家长可以根据家人的特长、优点、可爱之处，通过多样化家庭活动，带动家人形成共同参与、彼此欣赏的心态。基本原则是优势组合、人人有份、少对比多欣赏、少要求多鼓励。具体做法如下：

♡ 1）家庭游戏

选择适合家庭成员年龄构成、兴趣爱好、体能状况的益智游戏或角色游戏，共同参与、寓情于乐。比如，幼儿家庭可以在家里藏猫猫、猜谜语、讲故事、角色扮演等；学生家庭可以一起玩棋牌、故事接龙、成语接龙等游戏。

♡ 2）家庭手工

向某位家庭成员学习他所擅长的某种手工技艺，如剪纸、烹饪、缝纫、折纸、编织等。在齐动手、你教我做的过程中，体会全家总动员的家庭生活乐趣。

♡ 3）家庭保健

比如，大家一起接力给其他家人做保健按摩、泡脚等。

♡ 4）家庭大扫除

全家参与，分工合作，重在配合。

疫情期家人共处时间更为充裕，多做坦诚沟通，会极大地消除矛盾，提升全家人的心理相容水平，让家庭关系更加和谐、亲密、有温度。

具体方法有：

♡ 1）设立"检讨时间"

全家人约定一个固定的时段，比如每天晚饭之后的半小时，作为家庭成员彼此"检讨和道歉"的时间。一天之内对谁不满、因谁而感到委屈，都在这半小时集中"控诉"。被"控诉"的家人安静聆听、真诚检讨并致谢。在此半小时之外，大家约定不再反复抱怨。

♡ 2）发送"感谢卡"

随时随地向某位家人发送"感谢卡"。将写着感谢事项和日期的感谢卡存进对方的"储爱罐"。不会写字的小朋友可以画不同颜色的小爱心，分别送给爸爸、妈妈、爷爷、奶奶……

♡ 3）深度沟通

成年的家人可以用深度沟通来消除误解、加深理解、促进和解。必要时，不妨在网上学习一些人际关系和人际沟通的专业知识与技巧。

家庭的生活风格体现在家人的生活互动风格中，也体现在家人的业余爱好和共同品位上。如果家人拥有健康爱好，并得到全家的喜爱和欣赏，更会为整个家庭生活风格增添几分美好。

💗 1）培养健康爱好

在疫情期外出不便的情况下，室内可行的修身养性类爱好可以成为首选，比如传统的琴、棋、书、画、诗、茶、花等。选择一两样，在网上找到相应的资源，全家一起学习或欣赏。

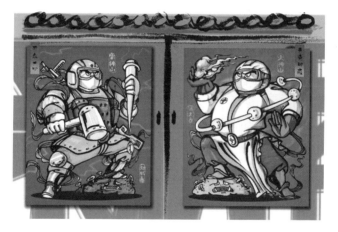

《现代门神送瘟神》
（创作者：西南交通大学建筑与设计学院 郭铮）

在抗疫期间，也可以把抗疫和爱好结合起来：喜欢画画的，可以以抗疫为主题作画；喜欢写诗的，可以围绕抗疫写诗。例如，有老师创作了漫画作品《现代门神送瘟神》，以此传递抗疫必胜的信心。

♡ 2）书香满家

选择合适时段，全家一起读书交流，让家庭浸润着书香如兰、人静如水的典雅时光。

♡ 3）专业提升类学习

家人喜爱的专业知识或工作需要的专业技能，可以在疫情期规划出时间来集中学习、反复实践、快速提升。

♥ 5.家庭成员身心保健习惯

突发的疫情逼迫我们去认真反思全家人的身心保健习惯是否健康、合理、科学。发现家人有不良习惯，尤其是与疫情防护相关的饮食习惯、卫生习惯、社交习惯、作息安排、保健策略等，全家人都应该帮他重建好习惯。

养成身心保健习惯，一般需要如下步骤：

♡ 1）学习与选择

通过关注网络上大量的身心保健常识类的文章，重点选出需要家人学习和培养的习惯及其操作要点，或需要重点学习的身心保健技能，比如太极拳、八段锦、保健操等，准备好规范的教学跟做视频资料。

每天或每次都坚持按照正确要求做自我训练，并邀请家人互相监督。重复足够多的次数，就能逐渐养成新的好习惯。

6.家庭宜居环境

疫情期家庭环境的优化会受到条件的限制，其主要不是为了重新装修全家屋舍，而是促进家人集思广益，对现有家居环境做适当的净化、优化和美化。总体方向是：有利于心生欢喜、方便居家生活、美观雅致。

1）整体布局设计与调整

家长主导、全家动手，共同布置美好家居、花香阳台、时尚装饰、温馨饭桌等。

2）个人空间布置

由个人根据自己的喜好设计细节，或者请家长参与指导。

家庭成长的具体方法不仅限于本节所列，家长可以发动全家人创造性地尝试。愿所有家庭在互助中更加团结，在互谅中更加和谐，在互爱中更加幸福！

第三章 疫情影响下家庭不同成员的心理调适

♥ 一、核心家长的心理调适

核心家长指的是家庭中的主要家长或是起主导作用的家长，一般来说，是指一个家庭中承担赡养长辈和抚养晚辈的夫妻。作为核心家长，他们是家庭持续发展所需资源的主要提供者，也是引导家庭发展方向的领导者。在疫情冲击下，由于工作、生活、出行、经济收入等方面均发生较大变化，家庭成员之间的互动模式也会因此发生改变，核心家长感受到的压力可能会更加沉重。如果核心家长出现心理问题，就很可能影响整个家庭。

照顾好自己，才能照顾好家人。那么，核心家长如何进行自身的心理调适呢？

在疫情发生之后，为什么有的人整日陷入恐惧、慌乱等各种负面情绪之中，无法走出来，而有的人却能保持情绪的平稳呢？

正如古代著名哲学家爱比克泰德所言：困扰人们的不是事件本身，而是对事件的评判。

例如，桌上有半个苹果，有人说：还有半个苹果，感觉真好！但是，也有人说：只有半个苹果，感觉真糟！当然，疫情无论怎么看，都是灾难事件，都让人觉得不舒服，但在疫情期间，各种信息铺天盖地而来，我们怎么看待这些信息，往往引发出不同的情绪，就像这半个苹果，不同的想法就会引发出不同的情绪。

如果想法脱离现实，就像是从一面哈哈镜看自己、他人和这个世界，看到的都是扭曲的，一些局部被放大或是缩小，就可能引发各种强烈的负面情绪，如焦虑、抑郁等。这些脱离或歪曲现实的想法统称为歪曲信念。以下列举了一些比较常见的歪曲信念：

- 把事件看得过于糟糕。例如，如果我发热，我是没法忍受被隔离 14 天的。

- 对未来进行不好的预测。例如，这次疫情肯定会让我工作的地方倒闭，以后我再也没法回去工作了，没法挣钱，没有饭吃，简直糟透了！

- 选择性地注意那些负面信息。例如，只看到疑似肺炎病例的总数增长，而没有注意到每日新增疑似肺炎病例的不断下降。
- 极端地看待事件或人。例如，看谁都像是新冠肺炎患者。
- 与更成功的人或事进行比较。例如，老乡李某某的公司给他们足额发放疫情期间的工资，而我的工资只发了一半，我真是过得太不如意了。
- 总是懊悔过去的选择。例如，如果我当时戴了口罩就好了……

2. 心理调适方法

1）理性思辨

对自己的歪曲信念进行理性化细节化的分析，驳斥其不合理之处。例如，"我会因新冠肺炎死去。"请仔细分析这件事情发生的可能性到底有多大。客观的事实是什么？"事实上，我住在非疫区，我最近14天没有接触过疫区人群，我出门都戴着口罩，绝大部分时间我是宅在家里的，我没有出现发热症状，我没有……""此外，现在发布的数据显示，患新冠肺炎的人数占全国总人口的比例并不高，尤其是非疫区，即便是疫区，确诊新冠肺炎的比例也并不高……" "这些事实证明，我得新冠肺炎的可能性只有两万分之一。" "就算我真的染上新冠肺炎，我死去的概率又是多少？目前的数据显示，死亡率在百分之五左右。"最终得出的结论是："发生这件事情的可能性是非常小的。"

♡ 2）正念练习

正念是一种有意识的单纯的觉知，觉知此时此刻所展现的身心经验，不带有任何的批判，接受、放下、顺其自然。例如，当我们因为新冠肺炎疫情而宅在家中很少出门，有的人会认

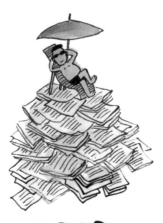

如果你累了
要学会休息
而不是放弃

为，自己被"困"在了家中，感觉很烦躁。其实，宅在家中，也一样可以有丰富的感知觉体验。我们可以充分地沉浸在丰富的听觉、视觉、嗅觉和味觉之中，注意仔细观察房间的光影变化、外界的声音变化、自身的姿态变化等，不要在这些体验上增加形容词的描述。活在当下，不做评判。可以在网络上下载正念音频进行引导。在练习时，需要提醒自己的是，不要抱有任何期待和目的，只需专注于练习本身即可。

♡ 3）接受不确定

焦虑情绪有可能源于对未来可能发生不幸事件的担忧。例如，对于自己是否会感染新型冠状病毒特别担忧，无论做什么似乎都不能完全消除这种可能性。当产生这种焦虑时，可以尝试用笔记录下情绪和想法，然后告诉自己该做什么就做什么。到了某个合适的时间，就仔细翻看记录，同时不断地告诉自己，"无论做什么都不可能达到百分之百的确定"，体验焦虑，持续一段时间之后，焦虑感会有所下降，最终可以接受不确定。

♡ 4）自我接纳

有很多人在自己表现得足够好，或者别人认同自己时，才能接纳自己。虽然这种心态有助于不断敦促自己努力，但是很容易带来焦虑和抑郁情绪。事实上，我们每个人都有缺点且经常犯错。无条件的自我接纳就是无论自己表现如何，别人是否认可，我们都接纳自己。无条件的自我接纳意味着与自我和解，接受不完美的自己。

♡ 5）时间机器

有时候，我们可能会认为某些事件导致的情绪困扰会一直持续并产生影响。例如，认为新冠肺炎疫情导致的焦虑状况会一直存在，我们卷入其中，仿佛很难从当前视角和情绪中摆脱出来，很难想象在另一个时间和另一个环境会发生什么，会感受到什么。现在请闭上眼睛想象一下，面前有一台时间机器，它可以把你带回到过去，也可以带你到未来。请你乘坐它回到过去，再次经历一下以往非常开心的事件。请你乘坐它飞到未来1年后、3年后或者5年后，现在所经历的一切都已成为记忆，只是偶尔想起。

♡ 6）更换词汇

在发生带来压力的事件时，我们可能会习惯性地冒出一些念头或是口头禅。例如，这次肺炎真是一个大麻烦！一定要在这两周内消灭才行，不然就完蛋了。可以尝试着把其中的负面词汇换成相对中性或积极的词汇，"麻烦"改成"挑战"，把"一定"改成"希望"，把"完蛋"改成"曲折"。

♡ 7）识别想法

想法是指脑海中出现的各种假设、描述、观点甚至是猜测等。当我们情绪不佳时，经常把想法等同于现实，但是，这两者是不能等同的。例如，我们认为自己得了肺炎，并不等同于真的得了肺炎。我们需要经常提醒自己，想法只是想法，不等同于事实。

♡ 8）适度运动

适度运动有助于促进新陈代谢，从而一定程度地改善焦虑、抑郁情绪。虽然我们因为新冠肺炎疫情而宅在家中，但也可以在家中进行一些活动，如原地快速抬腿、仰卧起坐、俯卧撑等。与家人一起的集体运动更能使亲人间的感情融洽。

♡ 9）改变环境

我们的心理健康状况与所处环境的氛围息息相关。因此，有意地改变家庭氛围也有助于改善自身的情绪。例如，由于新冠肺炎疫情都宅在家中，家庭成员之间的互动时间增加，可能带来的人际摩擦也会增多。作为核心家长，需要注意多与配偶、长辈、晚辈进行积极主动的沟通，了解家庭成员的状况和需求，及时处理并减少可能出现的心理风险。

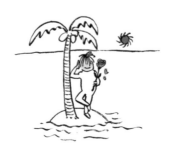

最艰难的是等待
最美好的是值得等待

 二、家庭老人的心理调适

　　新冠肺炎疫情不断蔓延，老年人免疫功能弱，且可能存在许多基础性疾病，使得他们在面对病毒时更加脆弱，更易感染且容易出现危重症。因此，在家隔离期间，我们都需要跟家里的父母聊一聊，提高他们的防范意识和自我保护能力，减少不必要的焦虑情绪，良好的作息，适度的室内运动，可以增强免疫力，更好地应对疾病和危机。

可是，有些人可能觉得说服父母简直难如登天。疫情已经如此严重，父母依旧我行我素，出门不戴口罩，准点奔赴麻将室，用他们的话说，都是熟人，谁不认识谁啊，哪里会有病毒。要么就说，当年"非典"我不也没戴口罩，不是也没啥事吗？难怪网友们疾呼：这届父母真难带！

没等疾呼多久，出门前还说着"街上都没人戴，我戴着多奇怪啊"的父母，突然画风一转：这次真的很严重啊，比当年的"非典"还要严重。加之疫情的发展，各大媒体都在报道疫区情况，频繁接触这些负面信息，他们开始焦虑恐慌。

正当我们愁着怎么安抚父母的情绪，也许没两天，他们又带回一个令你头疼的谣言：喝酒抽烟可以防肺炎！爸爸们就开心得不得了，正要为常年的憋屈而扬眉吐气的时候，我赶忙拿出手机说："看看，朋友圈才说了这是谣言。"此后家里时不时会听到各种谣言，有时候令我们哭笑不得，这谣怎么辟啊？

不要着急，我们先来看看：

♡ **1）家庭成员的沟通往往容易发生权力之争**

我们苦口婆心地劝说父母病毒多么厉害，戴口罩多么重要，完全没效。可是，街坊之间不管聊的是啥，他们就都信了，直接把我们憋出内伤。但如果把我们跟父母交换一下位置，这个过程是不是特别熟悉？父母苦口婆心地劝说我们熬夜的后果多么严重，早餐多么重要，完全没效。可是，某面霜可以改善熬夜肤质，我们就全信了；某游戏一呼唤，我们就啥也不管了。所以，不要觉得这届父母好难带，其实每届的孩子更不好带。

为什么会这样呢？因为亲子关系跟亲密关系一样，有着权力之争。换句话说：凭什么你说的都是对的，我就要听你的？对于孩子，这句话意味着我要独立，我要证明我成熟了，你再也不能管我了；但对于父母，这句话意味着我还没老，我要证明我还是你的父母，你再大都是我的孩子。所以，家庭里的沟通，最后都变成：到底谁说了算。

♡ **2）家庭成员的沟通往往过于直接、粗暴**

在家庭当中，彼此之间的沟通方式往往是直接、粗暴的。正所谓，我们对外面人微笑，对家里人发飙。沟通语句大多是：我说的是对的，你应该怎么做，如果你不听我的，你以后就知道是什么后果了。这样的先入为主且带有威胁性的语句，是最糟糕的沟通方式。事实上，父母最喜欢用这种方式教育我们，我们对此非常厌恶，可是在劝说父母的时候我们却也是如此。而在其他场合，深谙沟通技巧的我们绝不会这样说话。

为什么会这样呢？因为亲子关系具有亲密性和永久性，如此亲密又牢靠的关系，让父母与孩子在沟通的时候无所顾忌，想说什么直接说，说了无效就粗暴点，长此以往，就形成了你说你的我做我的无效沟通闭环。

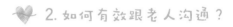 2. 如何有效跟老人沟通？

我们可以先问问父母，有没有了解新冠肺炎疫情的具体情况，跟父母一起讨论这件事，这样就可以避免直接粗暴地表达自己的结论，因为父母未必就比我们了解得少。经过讨论，交流了彼此的信息和想法，不是直接要求父母出门戴口罩，而是告诉对方信息：目前病毒可以通过飞沫、身体接触和气溶胶传播，传染速度快，比 SARS 病毒传染性更强，现在政府部门要求出门必须戴口罩，不可以聚众。这样就

避免了权力之争。戴口罩，不聚众，不是我说的才是对的，不是你必须听我的，这是政府根据疫情采取的必要措施。

同时，对于这届父母，孩子永远是他们放在第一位的。《奇葩说》有期辩题：父母要不要等到孩子高考后才离婚？不管反方辩手们怎么去论证，这届父母坚定地认为，无论如何都要等到孩子高考结束才可以离婚，他们的论据只有一个：因为高考对孩子很重要，而孩子对我们来说很重要。所以当父母知道，出门被感染，回家有可能会传染给孩子，那简直无法接受。他们会比我们更在意防护措施，也由此可能会有更焦虑恐慌的情绪。

♥ 3. 如何有效安抚老人的情绪？

在疫情初期，通常老年人对疫情信息了解不够充分，所以会产生盲目乐观的情绪。随后从广播、电视等媒体接触到更多与疫情相关的新闻后有些老年人会出现恐慌、无助、脆弱、难过、悲观、易怒等情绪。有些老年人因无法维系惯常的广场舞、老年人社交活动而产生孤独、不安、痛苦、抑郁等消极情绪。此外，还有些老年人，因为对疫情缺乏足够的科学认识，拒绝或不正确佩戴口罩，可能引发与家人或社区网格员的人际冲突，进而引发愤怒、敌对等情绪。那么，如何安抚老人的情绪呢？

♡ 1）关注隔离在家的积极面

平常日子，即使放假，也很少跟父母长久待在一起，一有空可能就约了朋友。疫情严重，在家隔离，却也实现了一家人真正的团聚，这让很多父母感到安慰。

♡ 2）陪父母在家做运动

运动不仅有益于身体健康，也有益于情绪调节。选择父母喜欢且简单的运动，一起做效果更好。

♡ 3）耐心倾听父母的唠叨，不要随意反驳

父母唠叨有时候是一种没有安全感的表现。因此，积极跟他们分享有趣新鲜的事情，自己不懂的事向他们请教，有不同意见不必事事反驳，对于必须坚持的事，态度要温和而坚定，多沟通，相互理解。这样，父母的唠叨也可以变成彼此有效沟通的起点。

♡ 4）教父母做蝴蝶拍

蝴蝶拍是一种寻求和促进心理稳定的方法：双臂在胸前交叉，双手交替轻拍自己的双肩，注意速度一定要慢，好像母亲在安慰受惊

的孩子时的力度和节奏，每次 5 分钟。网上有详细的视频教程可以学习。

蝴蝶拍的具体做法：

- 舒服地坐着，保持缓慢平稳的呼吸，面带微笑，闭上眼睛，或者半闭双眼。双手交叉在胸前，轻抱自己对侧的肩膀或上臂。

- 带着"我现在是安全的"的感觉，开始轻拍。双手交替轻拍自己的肩膀或上臂，左右各拍一次为一轮，用自己感觉舒服的力度去拍，可以以时钟的秒针"滴答滴答"为轻拍的节奏。一般 8 ~ 12 轮为一组。

- 过程中允许自己的头脑中自然浮现各种想法、情境，感受身体的各种感觉，让其自然而然地发生。

- 拍完一组后停下来，做一次深呼吸，感受当下的心理状态。如果感受是你自己喜欢的，重复做几组。

5）布置家庭

既然不能外出，不妨跟父母一起布置一下家，让家住着更舒服。

除了以上这些，还有很多可以做的事，比如陪父母聊聊天，听他们讲讲往事，陪父母一起喝喝茶、玩游戏……这些都会有益于调节父母的情绪，因为良好的家庭氛围和亲子关系是最有效的情绪安抚剂。

❤ 4. 老人独居怎么办？

由于各种原因，有些父母和孩子分开住，因为居家隔离，孩子没办法贴身照顾父母，可以通过视频、电话等方式多跟父母沟通，聊些有趣的事，听听父母的唠叨，也要提醒其减少外出，在家生活要有规律，出门戴口罩，记得适度运动。经常沟通也可以及时了解父母的身体及情绪状况，提早做出判断。

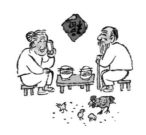

总有一天
父母不再能理解你努力的方向
他们只能在电话里
让你保重身体
然后一边垂垂老去
一边盼你回家

对孩子来说，新年就像是一个装满惊喜与欢乐的大礼包，他们期待着参加很多新年庆祝活动，期待着去拜见亲戚、长辈们，还期待着能收到很多的压岁钱。然而，突发的新冠肺炎疫情，将他们困在家中。

"妈妈，我想出去玩，家里太不好玩了。"

"我想找同学玩，一个人好无聊啊。"

"我想看动画片，不然你就带我出去玩。"

孩子在家久了，可能因为无聊、烦躁而不断要求吃零食，看视频。有些 5 岁以下的孩子，甚至还容易哭闹、尖叫、发抖，表现出过分依赖，事事都离不开父母；也可能会出现退行行为，如吃手指、尿床、怕黑；大一些的孩子可能出现做噩梦、恐惧、易怒、注意力下降等；他们还可能会出现无缘无故的肚子疼、头疼或者其他没有医学根据的身体不舒服。这些可能都是他们内心焦虑、恐惧的表现。那么，作为家长，应该怎么做呢？

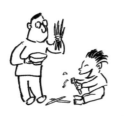

孩子上中班了
给他买了卷笔刀
结果不到一下午
家里的筷子全被卷尖了

新冠肺炎的暴发，我们成年人也可能会产生紧张的情绪和精神压力，随着疫情蔓延，恐慌、震惊、焦虑、担忧，种种负面情绪也可能纷至沓来，当意识到疫情超出预期的时候，甚至还会产生崩溃的感觉。也许你认为孩子尚小，根本不懂发生了什么事，只要照顾好饮食起居就可以了，但对于孩子来说，他也想试图去了解到底发生了什么，这个时候他可能会想到很多很可怕的事情。

同时，学龄前的孩子对父母的情绪变化又比较敏感。比如爸爸妈妈生气了，他们很害怕；爸爸妈妈开心了，他们很兴奋。所以我们说孩子天生就是察言观色的高手。看到平时可靠的了不起的父母焦虑，不敢出门，出门戴口罩，孩子会想外面是不是有可怕的东西。而学龄前的孩子，还不能很好地表达内心的焦虑和紧张，于是通过吃手、吃零食、看视频、哭闹来证实一切都是安全的，以此来缓解自己的情绪。

❤ 2. 告诉孩子新型冠状病毒是什么

我们需要在保证孩子留在熟悉的环境中、保持正常的饮食和规律的作息的前提下，告诉孩子新型冠状病毒是什么。简单地说，有一种长得像皇冠一样的病毒，我们称之为冠状病毒，这次新型冠状病毒是我们以前从来没有见过的，它的威力很大，人的身体难以抵抗，一旦它进入人体，大部分人会逐渐出现发烧、咳嗽、乏力、呼吸困难等症状。比较危险的是，这种病毒可以通过飞沫、身体接触等方式，快速地从这个人传到另一个人身上。因此，为了保护我们自己和别人，我们就不能很多人聚在一起，要避开人群，这就是你的学校延迟开学的原因。所有这些都是为了防止这个新型冠状病毒伤害我们的身体。如果你认为言语难以描述清楚，网上的很多生动形象的绘本将会是不错的选择。

💛 3. 父母真实表达自己的情绪

我们要做一个真实的父母，向孩子表达自己对于这次新冠肺炎疫情的情绪。比如，这次病毒的传染性很强，妈妈也不敢出门，因为妈妈也害怕会被传染，爸爸也很焦虑，因为没办法出去工作。这些情绪表达，既可以让孩子明白爸爸妈妈的情绪，也教会孩子如何去识别和表达情绪。同时，要比平时更加关注孩子的情感需求，比如：平时你很少这样哭闹，你现在是不是有些烦躁、害怕、焦虑？必要时给予拥抱和抚摸，睡前给孩子一个温馨的小夜灯和毛绒玩偶，身体的舒适和环境的安稳能增强孩子内心的安全感，这也不失为一种点亮孩子"心灯"的好办法。

爱要表达出来，向孩子表达家人会一直陪伴在他身边，不管发生什么，他都不会是孤单一人，他是被爱和被保护的。

❤ 4. 开展丰富的亲子活动

除了对事件的不理解可能会让孩子困惑、紧张害怕之外，活泼好动的孩子被禁足在家，单调的生活难免会让他们感到无聊和烦躁，那我们不如也放下手机，少看点电视，陪孩子一起度过一个真正的假期，找回自己的童年，和孩子一起"疯"。

下面，推荐一些好玩又方便的亲子活动：

♡ 1）和孩子一起做家务

包饺子、包子等面点时，孩子可以自由发挥，做出各种形状，既不影响食用，又好玩，还能培养孩子的动手能力和创造力。平常一日三餐中，简单的任务适合大多数学龄前儿童，比如往碗里倒水、洗米等。大一些的孩子有更多技能，注意力也更集中，对厨房里的事务的兴趣也更大，像挤柠檬汁、用量杯和量勺称量食材、和面、洗菜、切菜等工作也可以教孩子。第一次做可能还不熟练，多做几次，熟能生巧，会越做越好的。

做家务是孩子建立自信的一种方式，并能帮他们培养良好的生活习惯。

美国育儿专家伊丽莎白·潘特丽，针对不同年龄段孩子的特点设计了一份"儿童学做家务事年龄表"。

9~24个月：

可以给孩子一些简单易行的指示，比如可以让宝宝自己拿汤匙吃饭，把脏的尿布扔到垃圾箱里等。

2~3岁：

可以在家长的指导下把垃圾扔进垃圾箱，或当家长请求帮助时帮忙拿取东西，如帮妈妈把衣服挂上衣架；使用马桶，刷牙，浇花，晚上睡前整理自己的玩具。

3~4岁：

除了以上技能外，还要喂宠物，到大门口取回地上的报纸，睡前帮妈妈铺床，饭后自己把碗盘放到厨房水池里，并帮助妈妈把叠好的干净衣服放回衣柜，把自己的脏衣服放到装脏衣服的篮子里。

4~5岁：

要学会收拾餐桌，饭后把脏的餐具放回厨房，准备自己第二天要穿的衣服；将自己用过的毛巾挂好，牙刷放整齐。这个时候掌握如何发布指令很重要。如果是一个模糊的指令，"把餐桌收拾好"，就会让孩子感到困惑。家长需要把一个任务分拆成一个个步骤，从帮家长拿筷子开始，慢慢让孩子帮忙摆盘子，这样他才会确切地理解家长的要求。

5~6岁：

自己准备第二天去幼儿园要用的书和要穿的鞋，并且学会收拾房间的技能。

7~12岁：

需要学会做简单的饭菜，帮忙洗车擦地，清理洗手间，扫树叶，扫雪，会用洗衣机。

13岁以上：

换灯泡，换吸尘器里的垃圾袋，清理冰箱杂物、灶台，修剪草坪等繁杂的家务也被列入清单。

这是一份美国孩子的家务清单，虽然有些家务内容，我们中国家庭不会有，有些内容目前居家隔离也不会涉及，但是依旧可以提醒我们，孩子其实可以做很多力所能及的家务劳动。

当然，直接命令孩子去做家务是不可行

的，我们要用游戏或者讲故事的方式，比如吃完晚饭，对于3岁以下的孩子，我们可以说：孩子，现在我们一边洗碗一边玩水，好吗？对于3岁以上的孩子可以说：我们假装是宇宙英雄，这个桌子的碗碟是宇宙里的星球，现在这些星球遭到污染，我们一起把这些星球清洗干净好吗？

♡ 2）每天1小时亲子阅读时光

亲子阅读从出生就可以开始，循序渐进地给孩子挑选适合的图书与孩子共读。当然，任何时候开始共读都不晚。

亲子阅读注意事项：

- 选择适合自己孩子的书。绘本是不错的选择，特别是获得国际大奖的绘本，或者具有中国民族特色的传统文化，也很适合。
- 每天都要有固定的读书时间。
- 读完绘本还可以进行角色扮演，让孩子有间接或直接的体验机会。

♡ 3）跟孩子一起涂鸦、拍照记录生活

涂鸦是每个孩子都爱的，准备材料很简单：一张白纸，越大越好，也可以选择用纸箱，颜料创作的开放性更高，可以用笔、手指或其他材料。每天一起涂鸦。

对于大一些的孩子，我们不妨和孩子一起用手机或者相机记录这段"宅"在家里的时光。可以拍窗外的云、花草树木，也可以拍我们房子里的角角落落。

每天把涂鸦或照片整理一下，等疫情结束，就是一本厚厚的纪念册：纪念我们一起抗击新冠肺炎的时光。

♡ 4）跟孩子一起做手工

居家隔离期间，我们可以陪孩子动手做个彩色纸花，还可以把做好的纸花放入漂亮玻璃杯，就是一件很不错的装饰物呢！

彩色纸花做法步骤如下。

- 材料准备：红酒瓶塞、纽扣、吸管、卡纸、颜料、橡皮筋。
- 拿出 7 个红酒瓶塞，摆出花形，并用橡皮筋捆扎起来，即为瓶塞花。
- 倒出几种颜料混在一起，不需要混合均匀。
- 然后将瓶塞花蘸颜料，印到白色卡纸上。
- 颜料晾干后将白色卡纸上的彩色纸花剪下来，并把塑料纽扣粘贴在中间，就做好了可爱小花。
- 最后在纸花背面贴上吸管，就可以插到玻璃杯里，成为一个装饰品啦。

网上还有各类手工指南和视频可以参考。

游戏是孩子的语言。很多与孩子看似无法解决的冲突，用游戏则可以很好地缓解或解决。父母和孩子很容易在游戏当中建立亲密联结。

在《游戏力》《亲子打闹游戏的艺术》等书中，介绍了不少适合跟孩子在家玩的游戏。这里给大家介绍几个，让你在这个假期和孩子关系越来越亲密。

亲子游戏具体如下：

● 枕头大战

可以两人一起玩，也可以三人以上一起玩。

又大又松软的枕头最适合用来玩枕头大战，小巧的沙发靠枕也是不错的选择。

如果是两人对打，把有拉链的那头攥在手里，防止刮伤对方（尤其是眼睛）。如果枕头没有拉链，则更好。大孩子更喜欢给游戏设定目标，比如谁先打中对方 10 次头或 5 次腿就算赢。小孩子则更享受你被打中后夸张倒地的样子。

三人以上玩，可以一起扔枕头。比如互相扔打对方，但尽量打腰部以下，避免打到头部。当孩子用力把枕头扔出去时，除了好玩，让孩子大笑外，也可以锻炼他的投掷能力。

● 推手游戏

推手游戏就是两个人互相推，谁先把对方推到他后面的线以外，谁就赢了。

你也可以让他把你推到房间里，然后倒在床上，变成输的一方。孩子赢了之后，就会特别开心，觉得自己是大力士。

这个游戏，可以让孩子紧张的神经得到释放，并发泄心中的不快和压力。心情不好的情况下，玩几局下来，孩子原来的气也消得差不多了。

● 差一点儿就抓住你了！

在追逐孩子的过程中，你每一次都想奋力抓住孩子，但每一次却又在关键时刻差了那么一点儿。

游戏过程中，如果你能常常夸张地摔倒，然后趴在地上可怜巴巴地望着孩子，那他肯定会哈哈大笑的。爬起来之后，你还可以不断重复这个过程。

♡ 6）跟孩子一起拆东西

2 岁开始，孩子就开始非常热衷于拆各种各样的东西，妈妈们经常为此头疼，玩具没几个是好的，但这体现了孩子对于玩具内部的好奇，他想知道这个玩具里面到底是什么，它是怎么运转的。所以这个时候，不如带着孩子一起拆东西吧，可以把家里一些不用的物品拆掉，比如小闹钟、风扇等。这通常是爸爸们的专长，趁机让爸爸们多带带孩子，一举两得啊！听说某个爸爸带着孩子一起拆旧洗衣机，最后竟然还修好了洗衣机，孩子成就感满满的！

❤ 5. 培育孩子积极的生命观

在进行上述活动之余，我们总免不了会去了解疫情的进展，或许在大人们不休的谈论中，或许就在我们讲述新型冠状病毒的绘本的时候，孩子了解到有些人在疫情中失去了生命，可能因此对死亡产生了好奇和恐惧。那么，我们作为家长应如何跟孩子讨论看似深不可测的生命问题呢？

如果你能够秉持这样的态度，那你很有可能在孩子心中植入积极的生命观。

♡ 1）不回避、不忌讳、耐心倾听和积极回应

一般来说，孩子在四五岁的时候就意识到了死亡的问题，进而产生对死亡的焦虑、不安和困惑，可能会问出很多很奇怪的问题，比如人为什么会死呢？碰到此类问题，家长要耐心

倾听，并给孩子一个可以理解和接受的答案。

♡ 2）对于学龄前的孩子，要以安抚情绪为主

如果孩子担心你或者自己不知道什么时候会死，可以向孩子保证我们每个人只要每天好好吃饭、好好睡觉，少吃零食多运动，就能平平安安健健康康地活到 100 岁，这样的话孩子就会觉得死亡是一件离他很遥远的事情。

♡ 3）利用绘本，讲好生命的故事

对死亡的思考也是对生命的思考，孩子们同样对自己是谁，从哪里来，将要到哪里去等生命问题感到困惑。家长可以利用生动形象的绘本，用通俗易懂的话语讲解生命的奥秘。

♡ 4）对难以回答的问题，鼓励孩子多学习

多思考，自己寻找答案。有一些问题可能家长也不知道如何回答，甚至连科学家也不知道，这时候家长应该选择坦诚，承认自己的无知，鼓励孩子多学习，多思考，自己去寻找答案。

这里给家长们推荐一些广受好评的、适合 3~6 岁的孩子的生命教育绘本：

《一片叶子落下来》《LOSS & LOVE》《爷爷变成了幽灵》《祝你生日快乐》《活了一百万次的猫》《麦先生的旅行》《狐狸的窗户》《再见小兔子》《喂，小蚂蚁》《我永远爱你》。

孩子虽小，也有着大大的好奇心；孩子虽弱，也有着勃勃的生长力量。在疫情面前，孩子不是旁观者，他们也充分地参与着。作为家长，应给予他们在艰难中茁壮成长的力量，身体力行地告诉孩子"我们终将取得抗疫的胜利，我们一定会有一个平安健康、充满欢乐的未来"。

四、家庭中小学生的心理调适

在疫情发生的这段时间里，我们需要安心待在家里，安排好自己的生活和学习，这就是对抗击疫情最大的支持。然而，长时间在家可能会让中小学生产生心理困扰，比如对疫情本身的担忧、对延迟的学习进度的焦虑、对生活变化的不适应，甚至与父母之间也可能产生冲突。因此，中小学生需要及时觉察自己的消极情绪，并合理调节自己的心理状态。下面介绍中小学生可以在家中尝试的心理调适方法。

1. 主动调节情绪

1）接纳自己的情绪

当消极情绪产生时，首先我们要学会接纳情绪，这样才能更好地与情绪共处。其实，在没有疫情时也会产生消极情绪，这是正常的。越是排斥负面情绪，负面情绪只会越强烈。当我们能够接受它们后，负面情绪也会随之缓解。

♡ 2) 学习放松术

放松有助于我们缓解紧张和压力，也有助于防止因焦虑和恐慌造成的冲动行为。这里我们介绍两种放松方法。

● 深呼吸放松法

吸气：深深地，慢慢地，大吸一口气，直到吸不进去，屏住。呼气：慢慢地，轻轻地呼出来。然后，重复上面的步骤 3 ~ 5 次，吸气，呼气……

● 躯体肌肉放松法

选择仰面躺在床上或者舒服地坐在沙发上。握紧你的双拳，握紧，再握紧；慢慢放松，再放松，完全放松。抱紧你的双臂，抱紧，再抱紧；慢慢放松，再放松，完全放松。双腿伸直，绷紧你的足弓，绷紧，再绷紧；慢慢放松，再放松，完全放松。

♡ 3) 合理宣泄情绪

出现负面情绪时，我们都需要有一个突破口，将我们的情绪宣泄出来能够使负面情绪在一定程度上缓解。选择一种合理的宣泄方式尤为重要。在这里，提供几种宣泄方式：

- 将自己的情绪、感受通过文字或者绘画记录下来；
- 听音乐和唱歌；
- 给同学和好朋友打电话倾诉心事；
- 在一张纸上写下自己的小烦恼和焦虑，然后把这张纸撕掉。

2. 合理安排生活

1) 保持作息规律

尽可能保持正常的生活作息，要有适当的休息，尽量保持生活的稳定性。危机事件的发生确实会令人手忙脚乱，维持正常的生活作息，是我们应对这些危机的必要条件。

2) 坚持运动

运动的好处在于帮助我们缓解精神上的紧张，因为运动的时候，我们会无暇思考其他事情，从而缓解我们的负面情绪。所以，大家应该运动起来，家里空间虽然不如外面大，但是我们仍然可以进行跳健身操、转呼拉圈、跳绳等运动。每天坚持一定时间的运动，还可以让身体更健康，精力更加充沛。

大家也可以举办一个体育锻炼小竞赛，利用网络等资源，邀请更多的人和我们一起来运动。

♡ 3）做自己喜欢的娱乐活动

每个人都有着各种各样的爱好。我们在家中，可以做任何自己喜欢做的事情。比如，唱歌、跳舞、弹琴、练字、画画、下棋、听音乐，等等。只要自己开心，这些娱乐活动都可以做起来。但不要忘记了，最好不要打扰邻居哟！

♡ 4）积极的"愿望清单"

我们每一个人都有有待完成的事情，现在正是完成这些事情的好时机。列出平时一直来不及尝试的事情，排个序，按照优先级勾选出在家里就可以实现的活动。逐项实现，每项持续到感觉有点儿无聊。如果你的项目少，还可以发展一些新项目。也可以发布在朋友圈里，邀请更多朋友一起参与，相互激励。

♡ 5）帮助爸爸妈妈做家务

当然，除了学习和玩乐外，如果能够帮助爸爸妈妈做点力所能及的家务，这是再好不过的了。例如，帮助爸爸妈妈打扫房间、洗刷碗筷、整理衣物，等等。如果我们对制作美食感兴趣，跟爸爸妈妈学习烹饪也是很好的选择。

3. 坚持在家学习

1）合理安排假期作业

　　根据假期作业量和自己的学习任务，合理规划时间，坚持每天科学高效地完成既定内容，利用假期巩固已学知识，预习新内容。做到假期学习、娱乐两不误。

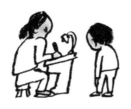

寒假作业早就被无聊的妈妈抢着做完了

2）停课不停学，充分利用网络学习资源

　　假期延长无疑使居家防疫的中小学生担忧如何学习。为了降低我们的焦虑，又为了让我们能够合理安排自己的学习时间，学校针对学生的学习进度开设了线上课程。我们可以有效利用线上学习资源，认真在家学习，做到停课不停学。

♡ 3）阅读自己感兴趣的书籍

宅在家里，正好有了充裕的阅读时间，可以按照自己的兴趣选择适合自己的读物，通过阅读来拓展知识面。比如，可以阅读历史故事、童话故事、科普读物等。当然，也可以把已经阅读的故事跟家人分享。

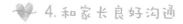 4. 和家长良好沟通

要学会多和父母长辈沟通交流，他们能够给予我们最大的安全感和心理支持，及时向他们倾诉你的感受和想法有利于缓解负面情绪。同时，当我们长时间地和父母待在一起时，难免会与父母因为写作业、看电视、玩游戏等问题产生矛盾。这时，我们应该思考为什么和父母之间会产生矛盾，往往我们和父母之间有着同样的目的，但不同的解决方法是造成我们之间矛盾的关键。而这段难得的与父母共处的时间，正是我们与父母化解矛盾、增进理解和加深彼此之间联系的好机会。所以我们要学着去理解父母，体谅父母，并与他们进行有效沟通。以下是一些和父母沟通时的小策略。

♡ 1）真实地表达自己的想法

当觉得父母确实有做的或者说的不对的时候，可以试着将自己的想法表达出来，如果觉得无法面对面地跟父母说出心里话，可以利用微信、写在纸上等形式告知父母。

♡ 2）了解父母

我们跟父母的沟通问题可能源于我们对父母的不了解。因此，我们可以利用这段时间多向父母了解他们的过去、他们的经验、他们的长处、他们的成就，这将有利于我们增进感情，打下良好沟通的基础。

♡ 3）赞美父母与接受意见

我们也要学会赞美父母。父母也是需要赞美的，往往你的赞美越多，父母反而越能够意识到他们身上的不足。我们希望父母接受我们的意见，同时我们也要能够接受父母的建议，反省自己的缺点，并加以改之。

♥ 5. 寻求专业帮助

当我们的负面情绪无法自我调节时，我们需要学会寻求专业的指导和帮助。我们可以拨打各地的心理援助热线电话，或者寻求网上心理辅导，在专业人员的帮助下，有效应对自己的不良情绪。

相信广大的中小学生可以在遇到疫情等危机时不过度恐慌、不盲目乐观、不心存侥幸、不自暴自弃，而是在经历和危机中不断成长。

五、何时需要寻求专业的心理咨询

1. 陷入"过度的压力应激反应"的人群

公众面对疫情，很自然地会产生一系列身心症状，表现最普遍的是恐慌、焦虑等情绪反应。心理学相关的研究表明，当一个人经历了重大的社会创伤，比如汶川地震、"非典"、新冠肺炎疫情等，就容易在大脑中产生荷尔蒙的改变，从而产生一系列的身心反应，这是一种压力应激反应。这种应激反应是自然产生的社会现象，但并非所有人都能轻松地从情绪的沼泽地中自行走出来。许多人会在不自知的情况下，陷入"过度的压力应激反应"困境，他们需要专业人士的帮助才能走出这一困境。

那么，如何判断自己是否已经陷入了"过度的压力应激反应"，是否需要寻求专业的心理帮助呢？可以参照美国精神卫生服务中心（2004）的建议进行快速的自我评估。当你或家人出现以下症状表现时，就需要引起注意。

♡ 1）在躯体症状上

感到过度紧张、恐慌，担心被传染，心里不踏实，容易将身体的不舒服与疫情联系起来，胡思乱想，出现心慌、胸闷、头痛、发抖、肠胃不适、睡眠变差、易出汗或发冷、易疲倦等症状。

♡ 2）在行为上

经常留意疫情相关信息，刷手机停不下来，看到相关信息就要转发给周围人，无法安心做其他事情，做事时注意力不集中，反应变慢，难以做决定。

♡ 3）在社会功能上

感到生活充满危险，生命如此脆弱，不敢出门，回避社交，为正在经历困难的人们感到很难过、着急、自责，强烈的无力感，无法安心享受快乐。

♡ 4）在情绪上

出现情绪不稳定，容易烦躁、发脾气，对人失去耐心，对疫情或相关人员感到愤怒、埋怨，吸烟、饮酒行为增多，甚至做出违反社会规则的举动，如谩骂医护人员等。

当出现以上症状表现时，不必过于慌张，一般来说，这些症状都会随着时间的推移，或者我们有意识地进行一些自我心理调适，逐渐得到缓解。但是，如果这些症状有五项以上且持续时间超过两个星期，经过有意识的自我调适也无法缓解，并影响到正常的家庭生活和工作学习、人际交往的时候，建议及时寻求专业的心理咨询机构的帮助。

♥ 2. 心理疾病的易感人群

此外，我们要十分关注那些原本就存在一定程度心理疾病的易感人群。新冠肺炎疫情的不断发酵就好像"扳机"一样激发原有的心理症状或使症状不断加重。如果你或家人曾被医院的精神科或心理科诊断为以下心理疾病，就要引起充分的关注。

先来看看对于一些原本有着某些心理疾病的人群，他们分别会有什么样的反应。

♡ 1）广泛性焦虑症

这类人群容易因疫情的心理压力而引起焦虑症状复发，老是提心吊胆，常有不祥的预感，对自身躯体和内脏情况过分关注，容易激动、注意力不集中、失眠，心里不断担心新型冠状病毒可能会影响到自己。经常表现为过度关注有关疫情的各类消息，容易受到各种媒体的心理暗示，抢完口罩抢双黄连口服液，过分担心自己或家人受到影响，一有什么风吹草动容易变得惶惶不可终日，恐慌焦虑。

♡ 2）恐怖症

尤其是广场恐怖症人群，原本到人多的地方就容易惊恐发作而不敢出门，现在可能担心感染新冠病毒而产生异常强烈的恐惧或紧张不安的内心体验，更加不敢出门，或者出门后因压力大、心情紧张，更易导致惊恐发作，需要随时服用相关药物。

♡ 3）强迫症

他们的突出症状是怕脏，常常要洗手洗很久，现在可能碰到什么东西就害怕有新冠病毒而洗得更频繁更久，导致双手脱皮或皲裂，严重者不敢出家门，反复检查，过度清洁和消毒物品，不敢跟人说话。

♡ 4）疑病症

此类人群本身就对自身健康状况或身体某一部分功能过分关注，怀疑自己患有某种躯体或精神疾病，但与其实际健康状况不符。医生对疾病的解释或客观检查，常不足以消除此类人群的固有成见。因此，面对海量的疫情信息，会不断怀疑自己已经感染了新冠病毒，并描述自身与新冠肺炎相关的症状，比如鼻塞、咳嗽、发烧等，虽然体温测量显示体温正常，但他们也会希望去医院做检查，又怕去了医院增加感染风险，导致内心冲突严重，症状加重。

♡ 5）抑郁症

抑郁人群原本长期心情低落，对什么都没有兴趣，部分人有自杀的想法，现在因为疫情，更加觉得活在世上确实是多灾多难，加重了无意义感和绝望感，加上隔离的环境下无法出门，与家人相处原本就不太愉快，需要时时刻刻扮笑脸，或者就只能把自己关在自己的房间，更是觉得无望无助。

♡ 6）双相情感障碍

此类人群情绪不稳定，容易受环境影响。疫情期间，需要自行在家隔离，单调封闭的环境容易诱发抑郁情绪，或使原本处于抑郁期的人情绪变得更加低落；处于躁狂期的人，会认为自己身体很好，不需要戴口罩，不需要任何防护措施，情绪易波动，更暴躁、易激惹，容易与他人发生冲突和争执，也可能未经仔细评估，主动想帮忙做防疫工作，使自己暴露于被感染的风险中。

7）精神分裂症

妄想型精神分裂症人群可能会出现与新冠肺炎相关的妄想征兆，如认为恐怖分子在空气中散发病毒、食物被病毒污染，或者对手要用病毒害他等。类似于"阴谋论"这样的谣言，最容易让妄想型精神分裂症人群确信自己遭受到被害。

8）创伤后压力症候

过去受到重大创伤，容易受到疫情事件影响，再度产生强烈的害怕、无助和惊慌。例如，亲身经历过 2003 年 SARS 的人群，很容易就会不断回想起 SARS 期间经历的恐慌、无助、绝望等情绪，无法集中注意力，造成失眠等症状。

9）物质相关及成瘾障碍

疫情及限制活动更容易触发此类人群试图通过烟酒、赌博、药物等方式缓解紧张、焦虑的情绪，随着疫情的持续，物质或非物质滥用更加严重。

还需要特别提醒的是，疫情的扩大需要我们多在家，少出门，减少被传染的可能性。但对于原生家庭关系本身就存在各种问题的人群而言，长期待在家里，低头不见抬头见的状况让其非常痛苦，家人由于此事而引发的焦虑和恐慌也会在这时更容易传递或影响彼此；有些人会过度掩饰自己的内在体验而使病情加重，而部分心理疾病患者可能行为过激，家人不能理解，导致关系破裂，间接加重病情。

我们应充分关注疫情不同阶段心理疾病的易感人群是否存在上述表现，主动及时地寻求专业的精神卫生机构的进一步诊断治疗。如果已被精神卫生机构确诊并正在接受治疗的心理疾病患者出现以上症状，应尽早联系精神科医生复诊，按照医生的建议来调整治疗方案。

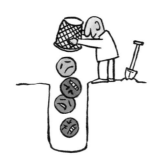

与其埋怨
不如埋了怨

疫情对人们心理的冲击与地震、火灾等灾难性事件不一样。地震、火灾等灾难性事件往往是"点发性"的，地点和范围是确定的，时间也是"一过性"的。疫情的暴发和蔓延，虽然不像地震、火灾等灾难性事件那样瞬间突发，一般不会给人们造成心理的抑制和休克反应。但疫情的突出特点是不确定性和弥漫性，蔓延的范围和持续的时间均不确定，这种不确定性会使"不安全感"和"失去控制感"加剧。不确定性、失去安全感和控制感，导致人们产生恐慌、焦虑和抑郁等心理困扰。

经历疫情，人们会出现各种各样的应激反应，部分人甚至会出现应激性的心理问题，或者会诱发、加剧原有的心理问题。疫情过后，多数人应激性的心理困扰会比较快地平复下来，也有些人会留下心理的伤痕，在较长时期内依然会存在一些心理困扰。其实，经历磨难，是人生的一部分，人们会在历经磨难的过程中成长。灾难、瘟疫也是人类社会无法回避的问题，往往会使社会问题得以显现出来，并推进问题的解决。灾难、瘟疫在人类文明的进程中留下了深深的烙印，对灾难、瘟疫的应对也是人类文明的重要组成部分。

❤ 1. 疫情结束后可能出现的心理问题

疫情中，很多人经历了封城、封村、居家隔离，甚至有人经历亲人朋友的感染和丧亡，或是自己被感染，身心受到伤害。经历了危机状况，我们均会产生一些非常情况下的"正常"的恐慌、焦虑反应，有些人会出现短时期的冷漠、麻木，有些人则会产生冲动易怒、情绪低落、心情烦躁，甚至悲观厌世等情绪反应，还有些人会出现身体的症状。有些人的这些身心症状还会延续较长时间。

一些人在疫情期间，居家隔离或者医学隔离。隔离期间，家人之间相处的时间比平日更多，有更多的亲情交流机会，相互支持和鼓励，也可能产生更多的分歧和冲突。疫情解除，大家要离开家庭，重新奔赴学校和工作岗位，有些人特别是有些孩子可能因为要离开家，与家人分离而焦虑不安。

疫情结束后，可能出现的心理问题包括情绪问题、认知和行为问题与躯体化症状。

● **无助感和失去控制感**：感到生命是多么脆弱，不堪一击；感觉没有人可以帮到自己，不知道将来该怎么办，感到无能为力、前途渺茫。有的人自我效能感降低，对工作、学业和生活提不起精神，自暴自弃而又内心焦躁，产生无聊的情绪。有的人对未来失去信心，产生无望感和绝望感，出现抑郁情绪，甚至悲观厌世，出现自伤自杀的念头和行为。

● **害怕和担心**：害怕自己或亲人朋友会受到伤害，害怕自己崩溃或无法控制自己，害怕被孤立，害怕只剩下自己一个人。担心疫情会再次发生，担心不幸会再次降临。居家隔离之后，重返岗位，重返学校时，需要与家人分离，有的人会产生分离焦虑，担忧家人的健康，害怕独自面对工作、学习和生活。有些人特别是有些孩子会紧张、担心、害怕、恐惧，甚至出现身体的不适症状。有些人表现为心烦意乱，出现坐立不安、来回走动、搓手顿足等行为表现。

● **悲伤和罪恶感**：为亲人或其他人的受难感

到很难过、很悲痛，痛恨自己没有能力帮助到亲人朋友，甚至因为自己比别人幸运而感觉罪恶，希望受难的人是自己而不是亲人。

- 冲动和愤怒：对不公平、不友好特别敏感，对别人的不理解、不支持容易冲动和愤怒。容易被传闻和谣言蛊惑，容易产生冲动和愤怒情绪。

♡ 2）认知和行为问题

经历较长时间的疫情应激之后，有的人会出现身心耗竭的现象，身心疲惫、心神不宁或感觉精力减退。有的人会表现出认知和行为方面的反应。

- 感知觉障碍：常出现错觉、幻觉；对与疫情相关的事件过分敏感或警觉，对有些刺激反应迟钝。
- 记忆障碍：管道记忆、重复性回忆、记忆减退、健忘等。
- 思维障碍：表现为不同程度的意识障碍、定向力障碍，闯入性思维、思维迟钝，妄想等。
- 注意障碍：注意涣散或注意狭窄，不能把注意力从疫情相关的事件中转移开来。

● 行为障碍：有的孩子会表现出胆小、退缩，或违拗、对立，或哭闹、不易安抚等。有的青少年和成人会沉迷于网络、烟酒成瘾，或者表现出强迫性行为。

3）躯体化症状

比较常见的躯体化症状有胸闷、气短、胸痛、心慌、心悸、食欲下降、腹部不适、肌肉紧张、全身乏力。有些会出现头痛、头昏、晕眩等；有些会睡眠差，表现为入睡困难、睡眠浅、早醒、多梦且多噩梦，甚至出现心率加快、血压升高等情况。

2.疫情过后常见心理问题的调适

新冠肺炎具有极强的传染性，且发生在人口流动的高峰期，引起人们的警觉时已经扩散，使人们的生命安全受到威胁。这种威胁看不见、摸不着，充满不确定性，这种不确定性冲击了人们的控制感、安全感，瓦解了人们建立起来的对这个世界的信任系统和对自己的安全和未来的掌控感，人们普遍感到无能为力，沉浸在恐慌焦虑当中，甚至感到无望和无助。疫情过后的心理调适要注意以下几点。

可以通过倾诉表达、有氧运动、深呼吸放松、正念练习等方法调适负面情绪，可以通过自我慈悲、目标修订、任务分解和时间管理等方法疏解压力，降低不良情绪对身心健康和社会功能的负面影响。鼓励进行感受与情绪探索，并与家人朋友分享：疫情当时的感受、现在的感受、过去有无类似的感受。

♡ 2）处理儿童的分离性焦虑

较长时间居家之后的分离，一些儿童，特别是幼儿容易出现分离性焦虑，哭闹不安，难以安抚，不愿离开父母亲人，拒绝上学。处理分离性焦虑，一是要培养孩子的自理能力，要让孩子独立完成力所能及的事情，学会照料好自己。二是指导孩子发展社交技能，扩大孩子的交友面。居家的日子，也可以通过网络平台多让孩子和别的小朋友交流，对依赖性比较强的孩子，要为他创造更多独立完成任务和与人交流的机会，培养孩子与人相处的能力。三是分离的初期，要做好过渡和衔接工作。四是老师要用关爱化解孩子的不良心理，如老师应当态度和蔼、耐心，要了解孩子的情绪表现，多关注紧张不安的孩子，老师要多跟家长交流，了解孩子的个性特征和行为习惯，尊重和接纳孩子。

♡ 3）客观评估，增强掌控感，重建安全感

在情绪平复后，尝试客观地看待和描述自己所经历的一切。我们是否真的就没有了希望？我们是否将偶发的困难情境泛化成了"世界末日"？除了失去的，我们还有哪些仍然拥有、可以掌控的？通过专注于可以改变的方面，发现外在的资源、内在的力量，把危机或压力从"可以压倒我的"变为"我可以掌控的"。通过客观评估，重新认识我们生活的世界的确定性和不确定性，认识我们内在的和外在的资源，从而增强掌控感，重建安全感。

♡ 4）尝试接纳

各种危机事件（包括疫情和自然灾害，也包括生老病死、事业的起伏）都是我们生活的一部分，出现各种情绪和行为反应均属正常。对于这些不可改变的事实，我们需要学习尝试去接纳。首先要接纳一切不能改变的事实，当然这确实需要时间。在这一过程中，保持宽容的心态非常重要，我们要宽容"不近人情"的自然规律，宽容我们的能力有限，宽容大家都可能会出错，宽容我们不能控制的方面要远远

多于我们可以控制的方面这一事实，宽容很多问题暂时无法解决，还要宽容我们所正在经历的紧张、焦虑、恐惧、愤怒、抑郁等一切情绪反应。不要试图去压抑内心痛苦的情绪反应，这些反应都是自然人性的一部分，努力去压抑和控制反倒可能带来更大的问题。

接纳是一种力量和积极的应对，接纳是一切疗愈的开始，接纳让我们能够放下无法改变的过去，更好地专注于我们能够做的，让我们更好地思考现在，面对未来。当我们暂时无法接受现实时，我们也需要给自己耐心，永远要对自己保持宽容和友善。

♡ 5）寻找积极因素

当我们能够接纳、能够客观看待当下的处境时，才有可能发现其中的积极因素。任何事件本身都没有绝对的好坏，生命的每一刻都是危险与机会并存，关键是我们看待的视角。我们应该努力寻找一切潜在的积极因素，特别是周围可及的社会支持资源。尽管今后疫情还可能会发生，但相信我们的科技会越来越进步，医学越来越发达，管理越来越有经验，我们的政府和人民能够众志成城，我们有底气、有信心战胜任何疫情和困难。

助人是非常重要的成长和自助的途径。研

究发现，在助人的过程中，我们的心理创伤更容易疗愈。在助人的过程中，我们会发现自己的处境并不孤独，我们的痛苦也许并不是最深重的，特别重要的是，在帮助他人减轻痛苦的过程中我们看到了自身的价值，在帮助他人获得希望的同时，我们也增添了对未来的信心。两个有伤痛的灵魂能在互相取暖中获得力量和成长。在助人的过程中，我们更有机会去发挥和发扬我们的各种能力和美德，如勇气、宽容、感恩等，在使用它们的过程中，我们会增强对自己和生活的勇气和信心，获得面对危机和困境的力量。疫情和灾难会带来损失，带来心理的痛苦和困扰，但往往也是生命获得成长的重要机会。

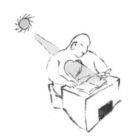

伤口是光进入你内心的地方

社会支持系统是一个人面对困扰时的支撑系统和压力缓冲系统，是个人在自己的社会网络中所能获得的、来自他人的物质和精神上的帮助和支援。社会支持系统包括客观的、可见的或实际的支持，也包括主观的、体验到的情感上和精神上的支持。发现、构建、维护和利用好社会支持资源，能够增强信心和勇气，提高应对能力，增强掌控感和安全感，有助于走出无助无望的困境，缓解压力和恐慌心理，降低焦虑和抑郁情绪。

♡ 7）重建健康的生活模式

经历疫情之后，一方面，我们需要重新思考和规划健康的生活模式，作息规律，健康饮食，讲究卫生，加强锻炼，增强体质，提高自身的免疫力；另一方面，我们要痛定思痛，反思人与自然的关系，移风易俗，倡导生态文明观和环境保护。个人免疫能力的增强和生态环境的改善，让我们对战胜未来可能发生的类似情况更有底气、更有信心，也可以降低我们对未来不确定性的恐慌和担忧。

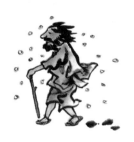

到底是怎样的终点
才能配得上
这一路的颠沛流离

第四章 疫情防控期间家庭对特定问题的应对

"待在家里为国家做贡献"应该是我们大部分人这段时间的日常写照了。这也使得家人们在一起的时间更多了。此时，家庭成了我们最主要的社交场所。不知道大家有没有这样的体验：刚回到家那几天，父母把你捧成宝，做饭不用你来，洗碗不用你来，你玩游戏、看手机时，父母甚至会好奇地过来瞅瞅你在看什么，给你递上水果饮料，嘱咐你注意休息，简直是五星级待遇。但是，过了几天后，新鲜感褪去，父母像换了个人一样，对你是百般嫌弃，"玩玩玩，就知道玩手机，也不见做些家务"。一些家庭矛盾也由此显现。

相信每个家庭成员都会从自己熟悉的移动互联网上获取各种疫情信息，这些信息之间可能会出现不一致性，甚至是相悖的情况。这种情况，一方面会加重家庭成员对疫情现状、防控情况甚至自身感染概率的焦虑和恐慌；另一方面对疫情信息的争论也可能会影响到家庭的和谐稳定，情况严重的可能会造成家庭成员出现呼吸急促、胸闷等身体不适的情况。

那么，应该如何有效预防和解决这些问题呢？

1. 共同制定防疫策略

所有家庭成员一起来制定防疫的具体办法，比如减少查看疫情信息的时间，最好将时间控制在早、晚查看，并且互相分享感受；列出每天测量体温的时间和次数表；互相督促做好个人防护工作，戴口罩、勤洗手、定时通风。这样既可以做到全面掌握家人身体状况，又可以增强家庭的凝聚力。

2. 保持对疫情信息的共同认识

尽量保持家庭成员对疫情的一致认识，避免产生过度争论。可以通过对各种疫情信息进行甄别，确认疫情信息是在哪里看到的，是谁、是哪个平台发布的，什么时间发布的。通过这些来判断信息的真伪和有效性。和家人一起商定多关注权威媒体和正规渠道的信息，看到一些危言耸听的信息不要轻易相信或急于传播。家人意见不一致的时候，可以全家一起讨论，每个人都可以提出自己的看法，然后一起分析，或者请教专家、多方求证。在这个讨论的过程中，不仅有助于全家对疫情达成共识，而且可以培养整个家庭面对危机时的理性分析能力。

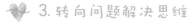 ### 3. 转向问题解决思维

当家庭成员之间发生冲突矛盾时，不过度纠结于疫情相关问题对与错的争执，而是过渡到解决问题的思维。比如，不去争论哪一个人佩戴口罩的方式是不是正确，而是去权威网站查找正确佩戴口罩的方式以及其他个人防护措施，并达成共识。比如，不过度指责老人不戴口罩，随意出门，而是向家人科学解释新冠肺炎的传播原理以及目前的政策措施，以减少外出。

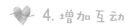 ### 4. 增加互动

一起进行有趣的家庭活动，比如一起整理家务，将不同季节的衣物分类整理；分工完成

一道新菜；一起做萝卜蹲、瑜伽、仰卧起坐、定点投球之类的运动项目；一起观看轻松愉快的电影；一起做益智类游戏，如数独游戏、拼图和魔方游戏。也可以和家人坐在一起分享家庭成员小时候的各种趣事和糗事；利用此次相处的机会，分享自己在工作中的辛苦和收获，也请父母讲讲他们儿时的梦想、现在的生活、朋友的互动以及对未来的期望。

5. 互相尊重

面对各种疫情信息所带来的认知冲突，需要家庭成员之间互相尊重，做到不互相攻击，少一些"你这人怎么这样""你怎么那么自私/冷漠"之类的批判性的针对个人品行的话语。注意积极地聆听，能够明白家庭成员问题背后的情绪需要，先进行情绪的安抚，给予相应的支持和理解，最后转向问题解决思维。如"他的这种过激的言行不是他的性格，是因为他此刻处于焦虑的状态"。

6. 接纳家人

家人相处的时间多了之后，互相展现真实自己的可能性就增加了。我们都希望家人是我们期望中完美的样子，但由于成长背景的不同，对于生活事件的理解和处理方式也不相同。这时，在相互尊重的同时，尽量做到接纳每个人的不完美之处。不固执己见，允许自己听取和接纳不同的看法和意见，耐心地听完看法和意见，即使在你眼里这些观点可能是错的。

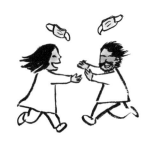

希望如约而至的不止春天
还有疫情过后平安的你

二、家庭对外部突发事件的应对

家庭是镶嵌于社会网络系统中的初级社会组织，"大国小家"，没有每一个小家的付出，我们无法战胜疫情。因此，家庭的良好运作是社会和国家安定的保障。

家庭成员的数量（三口之家、四口之家等）、结构（小两口、两代同堂、三代同堂、四代同堂等）和互动方式（权威型、民主型、放任型等）会对整个家庭如何应对外部突发事件产生影响。现实生活中，每个家庭都可能会面临一些突发事件，比如说因为这次疫情，家庭不能出游，各种家庭活动被迫中断，只能待在家里，此时如果家庭不能有效地应对突发事件的影响，轻则会导致家庭功能障碍甚至家庭解体，重则给社区、社会带来一系列负面影响。

家庭如何应对外部突发事件的影响、如何恢复家庭功能是每个家庭都需要面对的迫切问题。

1. 共同面对

家庭在应对外部突发事件时，首先应确保家庭内部成员之间的信息沟通顺畅、有效，增强整体危机意识，形成"我们共同面对"的氛围。明确告知家中小朋友和老人目前面临的疫情状况，减少他们的不理解和焦虑情绪。以家庭为单位，按时、准确上报疫情相关信息。

2. 积极应对

所有家庭成员应该立即采取各种防护措施，以防止外部突发事件的升级与恶化直至影响家庭系统。比如，在新冠肺炎疫情下，为了避免交叉感染，大家可以彼此约定明确拒绝家庭聚集性活动，进行居家隔离直至情况好转，互相监督。聚会归根结底，是一群人的欢乐，前提是有人，人得健康、活着。健康在当下比什么都重要。

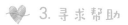

3. 寻求帮助

对于有特殊服务要求的家庭，可以充分利用亲朋、社区、社会网络资源，在将家庭疫情信息公开透明后寻求合理帮助。比如，由于居家隔离，家庭物资储备不足，可以通过亲朋、邻居和社区进行求助。在全民齐心协力抗击疫情的背景下，大家是愿意提供帮助共渡难关的。

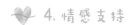

4. 情感支持

除了积极应对突发事件，还需要进行建设性活动来修复家庭功能。例如，对在此次突发事件中遭受情感伤害的家庭成员提供精神支持，多陪在他们身边，和他们一起做他们想做的事情，给他们一些拥抱。家庭情感的支持可以通过相互沟通、理解、妥协以及中间人的调解来重建与培养。

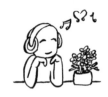

遇见你就像随机播放
却听见了最喜欢的那首

♥ 5. 角色重新分工

如果遇到家庭成员因为过于焦虑而无法应对日常生活，可以对家庭内部成员的角色进行适当的重新分工。比如家里某件事原来是哪位家庭成员负责的，可以由其他成员来完成。

♥ 三、家庭成员外出活动的应对

在疫情防控初期，大部分家庭可能会对难得的假期充满期待。因为有了充分的休息时间，可以更多地陪伴家人。然而，日复一日的单调生活和有限的生活空间将逐渐消磨人们的乐趣。随着疫情的蔓延和感染人数的攀升，焦虑、紧张和恐慌的情绪逐渐渗透到千家万户中。

这些消极情绪如果得不到恰当的疏解，便会随着时间发酵，家人间会因为一些小事而产生矛盾冲突。

而且，此次疫情暴发正值中国最重要的节日——春节。对于老人们来说，过节期间走亲访友似乎是不可或缺的一部分。然而，目前多地暴发的聚集性疫情，多为家庭聚会所引起。家庭及其成员作为与个体接触最为直接、密切和频繁的单元结构，成为当前新冠肺炎疫情中最为重要的防控堡垒。因此，取消家庭性聚会，是避免交叉感染的重要举措。老人、孩子是抵抗力相对较弱的群体，更应减少外出活动。但与此同时，切不可忽视或否认他们有外出活动的心理需求。

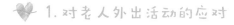

1. 对老人外出活动的应对

首先，对于老人而言，他们无法像年轻人一样可以安然地以"手机"度日。因此，耐心陪伴家里的老人，缓解他们的孤独感尤为重要。

其次，采用恰当的方式表达你对外出活动的担忧，而不是横加阻拦和责备。责备只会制造家庭紧张气氛，让人更想"逃离"。在老人身体状况允许的前提下，让他们适当地参与家庭活动，放松身心。

最后，尽管不能走亲访友，但这并不意味着与亲友的关系也要"被隔离"。教会他们通过用微信视频、打电话等手段交流情感。在这样一个特殊时期，亲友间互相倾诉，以获得鼓励和支持，摆脱孤独感，对每个人来说都是一种积极的力量。因为与人交流，是最有效的舒缓情绪的方式，也是最重要的维持情感联结的方式。

2. 对孩子外出活动的应对

孩子们天性爱玩，加上对传染性疾病的危害认识不足，他们往往难以理解限制外出活动的必要性。因此，对于孩子而言，高质量的亲子陪伴和有创意的亲子游戏都是不错的将孩子"留"在家里的方式。

在这段时间里，父母有更多时间来了解孩子，兼任起孩子"学伴"和"玩伴"的角色。不同的家庭可以根据孩子的年龄、性格特征、爱好选择适合自己孩子的陪伴方式。

学龄前儿童可以采用趣味小游戏，如模仿游戏、角色扮演等；对于学龄期儿童，陪他一起阅读、画画、做手工等，也可以采用代币制的方式鼓励孩子参与家务，并承诺待疫情解除后以代币兑换一定的奖励；动手能力强的孩子可以让他尝试拆解和组装家里的小电器，获得成就感。

对于青春期的孩子而言，他们可能更需要一些私人空间，家长应予以理解和尊重，但同时也保持开放和接纳的态度，允许他们表达自己的想法和见解。

如果确因生活所需而外出活动，应告知家人做好防护措施。比如，戴口罩，勤洗手，不去人群密集的地方，随身携带含酒精的湿纸巾。如果选择外出散步或解闷，应尽量选择空气流通、人流量少的公园或开阔的场地。

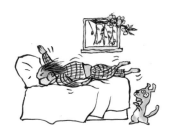

烟花三月下扬州
愿我三月能下楼

四、家庭成员发生病症的应对

当家庭成员在此期间发生病症时，一些人可能因为担心交叉感染拒绝去医院接受检查和诊治，但与此同时，又担心贻误治疗危及自己和家人的健康。这种情况下，应该如何应对呢？

1. 家庭成员确诊为新冠肺炎

最让人感到不安的莫过于家人被确诊为新冠肺炎感染者了。面对家人突然被隔离治疗以及对治疗结果的担忧，可能让全家笼罩在一团阴霾之中。作为确诊患者的家属，如何做可以帮助家人渡过这一难关呢？

首先，在隔离期间仍可借助通信工具保持联系，给患者以精神支持和情感抚慰，增强他们治愈的信心。鼓励他们分享在隔离病房的故事和感受，耐心倾听并予以积极反馈。同时，也可以通过视频分享家庭生活，让患者住院治疗更安心。如果病情允许，可为他们提供一些基本的休闲娱乐产品，比如书本、棋、平板电脑等，以丰富他们在隔离期的精神生活。

一些家属可能会因为不能亲自照顾患者而产生内疚感。如果这种情绪让你感到难以排解，应及时与其他家庭成员或好友倾诉，释放自身的压力，避免将这些负面情绪传递给患者。只有自己保持良好心理状况，才能为隔离患者带去积极的信号。

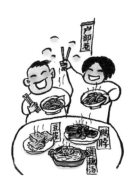

等你好了
我们一起去吃热干面

♥ 2. 家庭成员出现疑似感染症状

若家人出现咳嗽、发热、胸闷等疑似感染症状，应在做好自我保护的前提下，及时对家人采取隔离措施，并给予信心和安慰。拨打疫情救助热线，或拨打社区电话进行求助和报备，根据指示就近就医。如需自行就医，应注意不要乘坐公共交通工具。另外，十分重要的一点是，通知所有近期曾接触的人士，告诉他们真实情况以做好应对准备，切勿隐瞒。

在确诊之前，除了做好必要的防疫措施外，还应关注疑似患者的心理应激反应。与确诊患者相比，不确定感是疑似患者最大的心理特征。尽管确诊患者、患者家属、医护工作者等都存在以下担忧，比如能不能康复、会不会有后遗症、疫情会如何演变、家里人有没有受到感染等，但这种强烈的不确定感在疑似患者身上是最强烈的，这种不确定感会让疑似患者感到巨大的焦虑和恐惧——对生命安全的焦虑，对死亡的恐惧等。因此，家人应予以充分的情感支持和鼓励，维持信心。

3. 家庭成员出现突发病症

如果在居家期间，家人突发不明原因的病症，不要慌张，请及时拨打120急救电话，根据医生的指示进行相应的妥善处理。如果选择自行去医院就诊，应尽量避免去新冠肺炎定点医院，以防交叉感染。由于突发的躯体疾病，人们除了要忍受躯体方面的痛苦之外，还可能出现一系列不同程度的心理应激反应，比如一方面担心自己去医院就诊时感染新冠病毒，另一方面又担心如果不及时就诊，自己的健康乃至生命会受到威胁。因此，个体会处于进退两难的境地。在此期间，家人应充分尊重病人的意愿，不要责备，聆听其心声，并及时进行疏导。

（1）对于本身具有慢性躯体疾病如高血压、糖尿病等病症的家人而言，由于防疫隔离期间不能外出活动，又可能有对药物短缺的担忧，这可能加重原本的疾病症状。同时，由于活动范围缩小，注意力更多地集中于自身，他们会变得敏感多疑，从而感到症状更为明显甚至加重，进而感到焦虑、恐慌、烦躁、易怒。

这时候，家人不仅要关注他们的生理需求，同样也要了解他们心理方面的需要与诉求。因为慢性疾病患者往往具有一定的疾病和药物知识，对于如何控制自己的症状有一定的技巧。这时候家人只需要给予理解和积极配合，保证正常作息，健康饮食和睡眠，患者往往自己能进行调适。如果监测到身体状况持续恶化，应尽快向医疗机构寻求帮助。

（2）如果家人具有慢性心理疾病，如抑郁症、焦虑症等，这一段时间是用心陪伴他们，增加了解、增进感情的好时机。

首先，要营造一种鼓励表达的和谐家庭氛围，在沟通的过程中不批评、不指责。采用非暴力沟通的技巧，让每个人充分表达自己的观点、感受、愿望和请求。这样大家便能够敞开心扉，每个人都有机会去倾诉、去聆听、去感受，通过换位思考，接纳不同的立场和见解。和谐的家庭氛围、良好的沟通方式不仅是心理治疗的支撑因素，更是心理疾病的重要预防措施。

其次，尽管生活空间受到了限制，但仍然可以通过安排一些他们感兴趣的活动以获得愉悦感以及对生活的掌控感。比如组织一些家庭活动，包饺子、做手工、录视频等，从心理上帮助他们稳定情绪，耐心陪伴。

最后，可以引领家人做一些缓解消极情绪的活动，比如正念减压练习、肌肉放松训练等。这些措施有助于他们释放情绪、缓解压力。在患者既往采用药物治疗的情况下，切不可草率停药。如果监测到他们的心理状况持续恶化，如严重的失眠、焦虑、抑郁等，而且无法通过自我调适得到改善和缓解，应尽快向专业的精神科医生或心理治疗师寻求帮助。

第五章 疫情防控期间家庭对外关系的调适

一、家庭与公共部门关系的调适

  公共部门是指被国家授予公共权力，并以社会的公共利益为组织目标，管理各项社会公共事务，向全体社会成员提供法定服务的各级政府组织。

  科学地预防、控制和消除病毒传播可以保障公众健康和生命安全。在疫情期间，国家的各个公共部门为了管控突发公共卫生事件，提出了新政策和新措施。家庭中的每位成员都要做一名负责任的公民，要做官方信息的传播者、防控工作的参与者、疫情防控的监督者、信息申报的主动者和线上系统的先行者，理解、配合公共部门各项工作，为防止病毒扩散，阻隔疫情传播贡献出自己的力量。

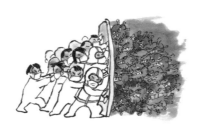

战「疫」仍在进行
千万保持警惕

❤ 1. 做官方信息的传播者

在疫情期间，政府在最大限度上保证了公众的知情权，实时更新疫情信息及通报确诊案例的活动路径。我们要从人民日报、新华社、央视等官方媒体了解最新疫情信息，不信谣、不传谣，科学辩证地看待疫情期间的网络信息，积极普及疫情防控知识。

关注医院官方信息，不随意传播未经证实的医学及保健知识。对于自媒体上传播的防护方法及用药建议，要有自己的判断，不能人云亦云。崇尚科学，注意个人卫生，不夸大和迷信某些方法或药物的作用。

2. 做防控工作的参与者

全国各省区市都制定了相关的疫情防控工作措施，包括交通管制、公共卫生守则、疫情信息申报等等。这些措施可能在一定程度上限制了我们的出行，增加了我们的麻烦，但是我们需要理解，在特殊时期，每个人都是阻止疫情传播的重要力量，全国上下都必须参与到这场战"疫"中来，有效控制病毒传播。

作为公民，我们需要配合公共部门的防控工作，及时、迅速响应，遵守相关规定，遵从防控建议，做防控工作的参与者。在力所能及的范围之内，也协助公共部门进行人员排查、物资分发等工作，贡献出自己的一份力量。

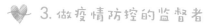 **3. 做疫情防控的监督者**

在疫情防控工作中，我们需要主动监督，一旦发现造谣传谣、扰乱社会秩序、制造恐慌情绪的情况，及时通过官方渠道进行举报。

坚决抵制制售假冒伪劣产品、哄抬物价的行为。不盲目囤货，不盲目购买医药物资，把它们留给最需要的一线工作者。

如发现身边有疑似病例，要及时通过官方公布的电话、微信等渠道进行上报。

❤ 4.做信息申报的主动者

配合公共部门的信息申报工作，通过线上渠道及时申报自己的健康信息及最近旅居史、接触史。另外，配合社区调查的需要，如实提供相关信息。最后，如果发现自己或身边亲友有疑似症状，也需要通过线上渠道及时申报。

❤ 5.做线上系统的先行者

在疫情期间，许多公共部门或办事部门暂停办公，我们要利用好线上系统，了解相关的办事信息和使用方法，少到人群聚集的地方。可以协助家中的老人使用线上系统完成健康申报或银行业务等事务，倡导使用线上方式办理业务，做线上系统的先行者。

在疫情防控阻击战中，我们每个人都是"第一责任人"，需要理解公共部门的政策和措施，配合防控工作，把好疫情防控的每一关。

❤ 二、家庭与工作单位关系的调适

在疫情期间，家庭成员与工作单位关系主要分为以下四类：①坚持工作，如医护人员及公共部门、社区工作者等仍坚守在工作岗位上，为全国人民的健康保驾护航；②居家办公，部分企事业员工从年后逐渐恢复居家办公，利用线上系统、软件开展工作；③即将复工，2020年2月10日前后，一些企事业单位逐渐复工；④解雇辞退，疫情期间部分企业因经营困难，做出裁员的决定。

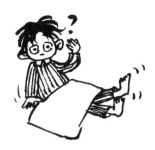

马上就要复工了
一时没反应过来
我以前是干啥的来着？

❤ 1. 坚持工作

在疫情期间仍然坚持一线工作的职工，会有以下心理特征：担心自己会有较高的感染率；

超负荷工作，工作压力剧增；家人或社会的不理解，加重心理负担。对于他们来说，需要家庭成员给予充分的理解与支持。

♡ 1）提高警惕，做充足的防护

在工作场所及通勤途中要做好防护，不去人员密集的地方，戴口罩，勤洗手。同时，也要做好家庭防护，回家后处理好口罩，对随身物品进行消毒，及时更换衣物。

♡ 2）理解认同，做坚强的后盾

在疫情期间仍然工作是迫不得已的情况，家人需要理解其工作的性质，理解其奉献自身以维护社会正常运行的需要，给予更多的理解和认同。

♡ 3）给予支持，做温暖的港湾

给予其更多的心理支持，多鼓励、赞扬，营造温馨和谐的氛围，让他们可以无后顾之忧地开展工作。

♥ 2. 居家办公

对于大多数职工来说，为了适应居家办公的工作方式，要做好以下的心理调适。

♡ 1）理解单位安排，做好复工准备

居家办公是维持业务运行和预防感染的折

中之举，需要理解单位的安排，克服一些环境的干扰，做好复工的心理准备及硬软件准备。

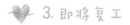 2）制订工作计划，适应线上模式

制订详细的工作计划及目标，列出待办任务事项，避免由于居家工作而产生懈怠心理。同时，还要适应线上工作的模式和团队线上的沟通方式，提高工作效率。

3）合理安排生活，协调家庭关系

收拾出一块独立的工作区域，让自己进入工作状态。离开工作区域后，也要注意与家庭成员的沟通相处,协调好工作与家庭生活的关系。

3. 即将复工

从居家隔离的环境重新回到集体工作的环境中，不免会产生焦虑、怀疑被感染等情绪。另外，身心状态也未能从长时间的假期中调整过来。对于即将复工的家庭成员来说，我们有以下的心理调适建议。

1）接纳现状，做好防护工作

接纳自己即将复工的事实，也接纳自己恐惧的心理。焦虑和恐惧并不是坏事，是我们在危机状态下的正常反应，也有助于提醒我们做好防护措施。

2）科学应对，调整心态

不害怕也不逞强，注意卫生，不信谣、不传谣，调整心态，多用积极的视角看待问题，不必过分疑虑。

3）及时沟通，学会求助

将自己的疑虑与家人、同事、领导及时沟通，获得他们的支持和鼓励。当不能自我调适时，寻求专业人员的心理援助。

4. 解雇辞退

部分公司由于在疫情期间经营状况不佳，可能会采取遣散或辞退员工的办法。对于遭到解雇的员工来说，需要重新调整心态，在必要时维护自己的权益。

1）了解政策，维护权益

疫情期间被辞退，根据《劳动合同法》的相关规定（参考《劳动合同法》第四十条、第四十一条及第四十七条），可以获得经济补偿。在必要时，可通过网络及法律援助了解相关政策，维护自身权益。

2）正向思考，调节心情

在疫情期间，许多公司业绩下滑，被辞退不一定是由于自身的问题，不需要自我贬低。

可以从积极的方面去思考，利用这段时间进行休整，或许也是转换职业方向的节点。调整好心态，梳理工作经验，重新出发。

除此之外，在疫情期间，可能会有一部分家庭成员未能如期复工，需要理解政府或单位做出这样的决定是为了防止病毒再次扩散传播，是为了保证全体人民的身体健康。可以尝试采取线上工作的模式，在现有的条件下克服困难居家办公。最后，可以与家人多进行沟通和居家活动，缓解内心的焦虑和紧迫感。

三、家庭与社区邻里关系的调适

2020 年 2 月 10 日，习近平总书记在北京调研指导新冠肺炎疫情防控工作时强调，社区是疫情联防联控的第一线，也是外防输入、内防扩散最有效的防线；把社区这道防线守住，就能有效切断疫情扩散蔓延的渠道；把社区居民发动起来，构筑起疫情防控的人民防线。作为普通老百姓，我们应该处理好家庭和社区邻里的关系。

1. 如何看待社区邻里关系

邻里，是指地缘相邻并构成互动关系的初

级群体。从社会学的角度看，邻里之间不仅是在空间位置上的彼此并存，也是一种社会联系的形式。邻里关系是通过居住空间接近的家庭成员之间的交往而建立起来的，是一种以地域关系为基础的人际关系。所以，空间接近和互动交往，是社区邻里关系的突出特征。

自古以来，我们中国人都特别重视邻里关系，视邻若亲。常言道，"远亲不如近邻"，"割不断的亲，离不开的邻"。英文里也有一种说法，"Better is a neighbor"。和睦友爱的邻里关系不仅给人带来生活上的照应，而且能提供情感上的慰藉、思想上的启迪和安全上的保障。

♡ 1）邻里关系是社会支持系统的组成要素

社会支持系统是 20 世纪 70 年代提出来的心理学术语，是指一个人在自己的社会关系网络中所能获得的来自他人的物质和精神上的帮助和支援。社区邻里之间在一定空间区域内便于提供合理的帮助，在生活物资和知识讯息方面互通有无，共同解决生活难题，有助于产生安全感和安定感。

♡ 2）邻里关系是家庭成员成长的影响要素

孔子说：德不孤，必有邻。《晏子春秋·杂上》云："君子居必择邻，游必就士。"我们也都知道孟母三迁的故事。可见，良好的邻里关系是一笔宝贵的资源，有助于规范和约束人们的行为。这体现了社区邻里关系的社会化功能和社会控制功能。

♡ 3）邻里关系是家庭归属感的影响要素

家庭成员对爱与归属的需要，除了来自亲朋好友的礼尚往来，也来自邻里关系的守望相助与和睦相处。搞好邻里关系，不仅基于互利互助的实用功能，而且邻里和睦，也会提高家庭的归属感和幸福感。反之，邻里不和会引发疏离感、孤独感，乃至痛苦体验。

可见，社区邻里关系对于家庭成员的安全感、归属感、教育成长和心理健康都具有重要意义。不管经历什么样的风风雨雨，我们都要调适好社区邻里关系。

♥ 2. 疫情之下的社区邻里关系问题

疫情之下，社区成了联防联控的第一线，邻里关系也受到极大挑战。空间接近和互动交往，是社区邻里关系最突出的特征。而这两个特征也是新冠肺炎疫情传播重要的影响因素。我们知道，经呼吸道飞沫传播和接触传播是新冠肺炎的主要传播途径，社区邻里之间相对容易被传染。例如，有居民可能因在同一社区菜市场买菜而被感染；有人可能因经过患者家门口而被感染；有人可能因与患者同乘一部电梯而被感染。邻里之间相扶相助也好，串门娱乐也好，极易引起病毒的传播和扩散。例如，一位老人去邻里串门打麻将引发连续传播，致使牌友及邻居多人被感染。

疫情蔓延，不仅使原本有益的社区邻里互动减少，而且还会造成很大的心理困扰，甚至诱发心理危机。

♡ 1）社区疫情引发的恐慌心理

一旦某社区出现新冠肺炎病例，最直接的后果就是一定空间范围的住户被封闭隔离，小则楼栋单元，中则整栋楼，大到整个小区。绝大多数被隔离的社区居民是无辜的，极易引发恐慌心理。例如，浙江某村民接待外省回来探亲的弟弟后被感染，发病前曾到邻村打牌，被确诊后，本村及多个邻村被完全封锁隔离，引发了恐慌。我们在"心晴热线"的咨询中，发现非常典型的一类案例就是原来有一些心理问题的人，在疫情期间，问题加重，产生严重的恐惧或者抑郁心理，甚至产生自杀倾向。

♡ 2）社区疫情引发的信任危机

疫情之下，有人刻意隐瞒，有人大胆举报。

我们时常看到重点疫区返回的人被邻居举报的新闻。被举报者可能愤怒、怨恨，举报者可能担忧、恐惧、嫌弃。邻里关系充满猜疑和戒备。例如，山东某病例，从疫区回乡，未自觉居家隔离，邻居劝他不要出门，他说别人多管闲事，后来一个小区、十个村子就因为他封了。隐瞒和麻痹造成了严重后果。2020 年 2 月 2 日，上海某小区地上出现了一张 2020 年 1 月 22 日从汉口到上海虹桥的火车票，引发了邻居们福尔摩斯式的探查。

♡ 3）社区疫情引发的敌对心理

确诊病例会引发邻里相当大范围的出行困难和生活不便，受影响者对病毒传播者会产生很大的敌意。有关部门过紧的隔离措施也可能引发怨气。这些负面情绪可能会演变成报复性攻击行为。

♥ 3. 疫情之下如何调适家庭与社区邻里的关系

♡ 1）继承和发扬亲仁善邻的传统文化

所谓亲仁善邻，就是将血亲之情推广到邻里之情，由亲爱升华至仁爱。对疫情之下的邻里关系，坚持兼容相让、相扶相助的传统美德。

兼容相让就是要以儒家所讲的恕道为指导，对被感染者要有同理心，己所不欲，勿施于人，以让救争，以礼止暴。相扶相助就是要有无相通，疾病相扶，患难相救。如不少市民为隔离邻居跑前跑后购买生活必需品，就体现了这种精神。

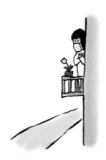

街上的人很少
心里的人很多

♡ 2）培养社区命运共同体意识

社区邻里，是以空间相邻为纽带的命运共同体，一损俱损，病毒才是我们共同的敌人。患者不要隐瞒，坦诚上报，更不要以污染电梯、门把手等方式伤害邻居；邻居不要嫌弃，积极相助。大家自觉居家隔离，减少外出。特殊时期，身体的"老死不相往来"就是对社区最大的贡

献。可以利用手机相互提醒、相互监督、相互
鼓励。

 3）积极参与社区防疫服务

当社区邻里出现新冠肺炎确诊或疑似患
者，社区邻里的心理支持和鼓励，对每个人来
说都是珍贵的。不能歧视甚至敌视这些患者，
可以通过电话、微信等通信工具和被隔离的邻
居联系，通过相互间的支持与鼓励，增强大家
战胜疫情的信心，平复大家紧张的心情。为了
减少社区居民出行，社区服务人员可以通过发
微信、打电话远程收集隔离居民需求，帮助他
们购买日常必需品，把物品放在门口，提醒居
民待他们离开后再开门自取。

四、家庭与亲朋好友关系的调适

中国社会是一个讲究"人情"的社会，这
种人情包括亲情和友情，相互理解、帮助以及
礼尚往来。亲戚朋友是我们人际关系中最为重
要的一部分，在我们的日常生活中扮演着重要
的角色。然而，在疫情之下，亲朋好友却可能
是病毒传播最主要的媒介。至亲至爱的人，可
能秒变"伤害自己最深的人"。非常时期，我
们应该调适好家庭和亲朋好友的关系。

1. 家庭与亲朋好友关系的心理学解读

每个人都有一些亲戚朋友。"仁者爱人"，其实这种爱是由近及远的爱，是建立在血缘关系上的爱。人首先要爱自己的父母，兄弟姐妹，然后爱亲戚朋友。在此基础上，形成了儒家的"五伦"，就是要我们处理好这种社会关系。

1）生物适应性

从进化心理学的角度来看，在早期的人类社会，个体是难以立足的，只有以家庭、村落为单位，互相扶持，才能更好地生存下来。因为通过血缘、地缘关系的联系，将不同的个体组建成一个个家庭、村落，个体在其中会产生强烈的归属感，会将集体的利益视作自己责任的一部分，互相帮助，共同克服困难。

2）曝光效应

曝光效应指的是频繁接触会增加彼此之间的好感度。如果和亲戚朋友经常见面，相互之间的熟悉度会越来越高，而这种熟悉的感觉，会使得他们越来越喜欢对方，在不知不觉中将对方纳入自己的世界中，成为自己生命的一部分。

3）爱与归属的需要

在马斯洛需要层次理论中，爱与归属的需

要说明了获得亲戚朋友的认可和支持，对于人的成长发展是很重要的。一个已经获得适当安全感的人，如果具有固定的住所和稳定的收入，他就会感觉到需要朋友、爱人、孩子，以及在所处群体中恰当的位置，并希望得到社会与团体的认可、接受，愿意与同事建立良好和谐的人际关系。如果这些需要得不到满足，人便会产生强烈的孤独感、疏离感，产生痛苦的体验。

2. 疫情之下的亲朋好友关系问题

春节走亲戚、回娘家是中国人祖祖辈辈传下来的习俗，它是亲戚间联络感情、互相慰问的一种亲情交流方式。然而，这个春节因为疫情的突然来袭，变得与往年不同，专家一再呼吁不要走亲访友，因为走亲访友会对控制疫情产生不利影响。

1）走亲访友对疫情传播的影响

- 人口聚集的危险：在走亲访友的过程中，难免会跟在外地工作回来的亲戚朋友接触，很容易成为快速传播和感染疾病的窗口。
- 走访途中的危险：在走亲访友的过程中，可能需要买礼品、乘坐公共交通工具、聚餐、打牌，会接触到公交司机、普通乘客、售货员、服务员等等，他们当中一旦有新型冠状病毒携带者，你很有可能会被感染。

● 聚餐时的危险：中国式的聚餐，大多都是同吃一盘菜而没有用公筷，病毒会通过菜品进行传播。而且在饭桌上，大家一般会谈笑、劝酒，到处都是飞沫，吃饭时又不可能戴着口罩，这可能成为病毒传播的最佳时期。

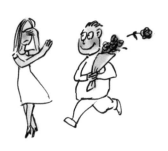

别来无恙就是
你别来
我就无恙

人情礼节固然重要，但是健康平安更重要。家庭对于亲戚朋友的关系以及不能出门拜访的情况，面临着以下心理困扰。

● 不确定感：不确定亲戚朋友中有无病毒携带者；不确定身边的人是一般流感还是新冠肺炎；不确定什么时候疫情转好等。这些不确定因素困扰着家庭成员。为了获得确定感，他们容易时刻关注各类疫情信息，不断地与相关人士（如在医院工作的亲友）联系，打探内部消息，为内心的各种问题寻求答案，结果心情是在确定与不确定之间快速变换，时而悲观，时而乐观，因为反复经历这些过程而体验到强烈的不确定感。

● 无力感：对比以往热闹的春节，今年受到疫情的影响，大多数家庭选择居家过年，一待就是半个月、一个月甚至更久。在此期间，宅在家里的人最大的问题是，既不能去一线战斗也不能屏蔽疫情信息，最终陷入情绪困扰中，出现烦躁、抑郁、焦虑等负面情绪，深感无力。

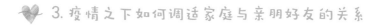
1）积极赋义

积极赋义，是指对当前的情况从积极的方面进行描述，试图找出事件积极的一面。如需要隔离在家，你可以这样想：在家比外出舒适，而且可以有效避免疫情扩散传播；不走亲访友，可节约开支；机动车不外出，可节省油钱等。塞翁失马，焉知非福；因祸得福，否极泰来。疫情期间不走亲访友，也可以让人们更好地体会到家人的重要性。

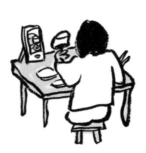

少吃一顿饭
感情不会淡

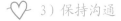

2）补偿替代

补偿替代，即当一个人受到挫折时，改变原有的行为方向，以其他能够获得成功的活动来代替，以弥补因失败而丧失的自尊和自信。在家宅着，不能上班，不能走亲访友，要根据情况及时调整方向，可读书，看新闻，做研究，教父母唱歌，和家人打扑克，使平凡家庭生活变得生动有趣，家庭内部的亲情可以得到很大的提升。

3）保持沟通

疫情期间，虽然不能面对面地交往，但电话、微信、QQ等通信工具可以起到类似的效果，不要因为隔离在家就隔离跟亲朋好友之间的联系和交流。新兴的信息技术，已经改变了人与人之间的交流方式，大大拓宽了人际沟通的途径。疫情让我们有更多的非接触性礼仪，如通过"网络视频"给长辈拜年、通过微信红包线上给晚辈发红包等等。疫情推动了人们交往方式的变化，今后朋友打麻将、唱歌都可网上进行。出现烦恼和问题时，除了与家人交流外，还可以通过电话、微信、QQ等渠道向同学、朋友、亲戚等人寻求帮助。亲朋好友既可以提供感情的支持，也可以帮你分析问题，提出解决问题的思路和方法。大家互相理解、互相支持、互相鼓励，共同度过这个非常时期。

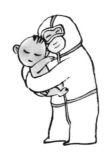

比病毒蔓延更快的
是爱和希望